KB251392

평생 통증 없이
사는 법

평생 통증 없이 사는 법

펴 낸 날　2026년 3월 25일

지 은 이　박용수
펴 낸 이　이기성
기획편집　최인용, 권희연, 이서은
표지디자인　최인용
책임마케팅　이수영, 김정훈
펴 낸 곳　도서출판 생각나눔
출판등록　제 2018-000288호
주　　소　경기도 고양시 덕양구 청초로 66, 덕은리버워크 B동 1708호, 1709호
전　　화　02-325-5100
팩　　스　02-325-5101
홈페이지　www.생각나눔.kr
이 메 일　bookmain@think-book.com

• 책값은 표지 뒷면에 표기되어 있습니다.
　ISBN　979-11-7048-977-1(03510)

평생 통증 없이 사는 법

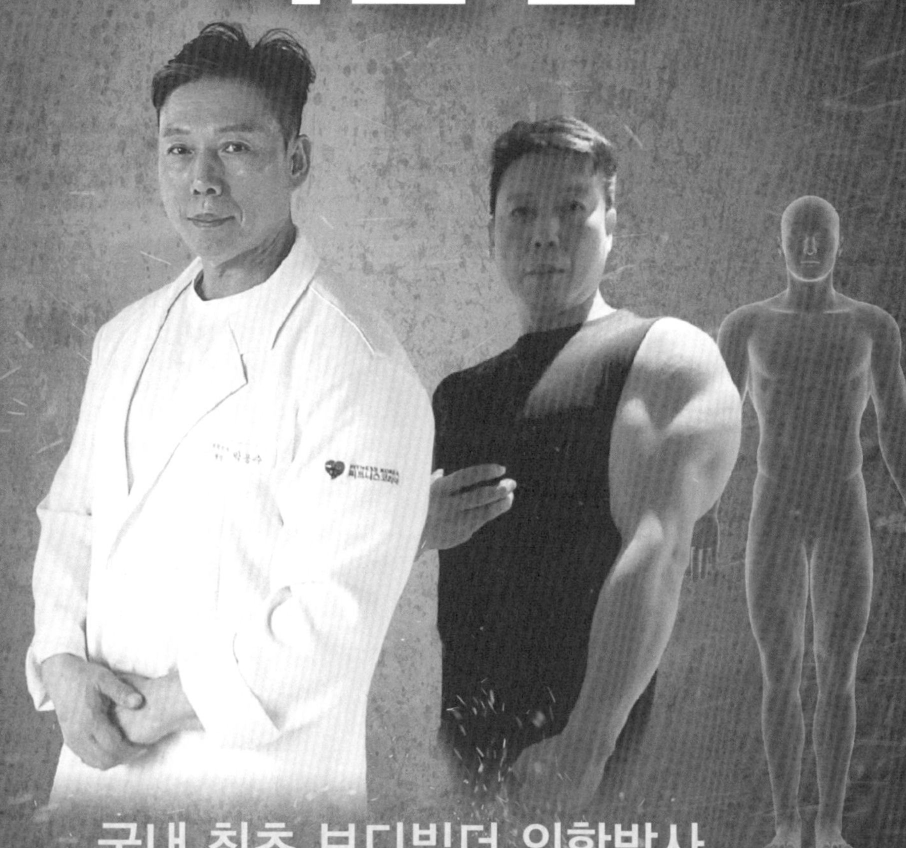

박용수 Dr. Park

제1장

통증은 나쁜 운이 아니라
나쁜 습관에서 온다

"통증은 운명이 아니라 습관의 결과다."

1. 통증은 절대 '운'이 아니다

많은 사람들이 이렇게 말합니다.
"나이가 드니까 허리가 아파요."
"원래 체질이 약해서 그래요."
"유전이라 어쩔 수 없대요."

하지만 저는 의학과 재활을 모두 경험한 사람으로서 단호하게 말할
수 있습니다.

통증은 운도 아니고, 체질도 아닙니다.
대부분은 '내가 하루하루 쌓아온 습관의 결과'입니다.

허리가 아픈 사람들은 비슷한 습관을 갖고 있습니다.
목이 아픈 사람들은 거의 같은 자세로 살아갑니다.
무릎이 아픈 사람들도 공통된 움직임 패턴을 갖고 있습니다.

통증은 어느 날 갑자기 생기지 않습니다.
여러 해 동안 쌓인 **나쁜 자세, 잘못된 움직임, 반복된 생활 습관의**
누적된 결과일 뿐입니다.

2. 병원에서는 원인을 정확하게 잘 설명하지 않는다

많은 사람들이 병원에 가서 검사합니다.
MRI, CT, X-ray….
결과가 나오면 대부분 이런 말을 듣습니다.

"4~5번 디스크가 튀어나왔네요."
"협착증이 좀 있네요."
"염증이 있습니다."

하지만 정작 중요한 말은 잘 듣지 못합니다.
"왜 그렇게 되었는지?"
"어떻게 살면 다시 좋아질 수 있는지?"
"생활 속에서 무엇을 바꿔야 하는지?"

통증의 진짜 원인은 **검사 결과에 나오지 않는 경우가 훨씬 많습니다.**

MRI는 구조물을 보여주고, 통증은 움직임에서 발생합니다.

두 가지는 완전히 다른 영역입니다.

그래서 저는 스스로 묻게 됩니다.
'왜 사람들은 수술하고, 도수를 받고, 재활을 받아도 통증이 계속 반복될까?'

그 이유는 단순합니다.

원인을 고치지 않고 결과만 치료하고 있기 때문입니다.

3. 아픈 부위는 진짜 원인이 아니다

허리가 아파서 온 사람들의 70%는 허리도 문제지만 골반과 둔근(엉덩이) 문제입니다.

목, 어깨가 아프다고 온 사람들의 절반은 목이 아니라 **흉추(등)과 견갑(날개뼈)** 문제입니다.

무릎이 아파서 절뚝거리는 노인 아닌 질병이 없는 사람 대부분은 무릎이 아니라 발목, 엉덩이 근육 사용 오류입니다.

우리 몸은 서로 연결되어 움직입니다.
어느 한 부위에 문제가 생기면, 다른 부위가 대신 일을 하려고 하다가 통증이 생깁니다.

그래서 아픈 곳만 치료하면 절대 근본 해결이 안 됩니다.

'통증의 부위'와 '원인의 부위'는 다르다.
이것이 제가 의학을 공부하고, 수천 명의 사람을 보면서 확신하게 된 결론입니다.

4. 운동을 10년 했는데 왜 통증이 사라지지 않을까?

헬스장에서 운동을 10년, 20년 해도 목, 어깨, 허리, 무릎이 계속 아픈 사람들이 있습니다.

그 이유는 너무 명확합니다.
자신에게 맞지 않는 운동을 하고 있고,
체형을 무시한 채 운동을 하고 있고,

약한 곳은 더 약해지고, 강한 곳은 더 강해지는 방식으로 운동하고 있기 때문입니다.

운동은 많이 하는 것이 중요한 게 아니라 바르게 하는 것이 중요합니다.

많은 사람들이 '강화 운동만 하면 된다.'라고 생각하는데, 그건 절반만 맞는 말입니다.

강화보다 먼저 해야 하는 것은 '**이완과 움직임 교정(모빌리티)**'입니다.

이 순서를 지키지 않으면 운동은 통증을 없애는 것이 아니라 통증을 더 만드는 행동이 됩니다.

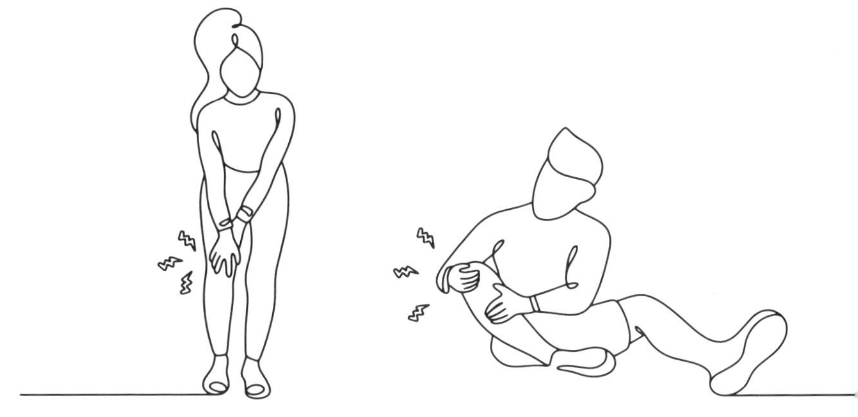

5. 나쁜 습관이 통증을 만든다면,
좋은 습관이 치유한다

저는 의학박사로서 통증 해결의 가장 강력한 도구가 '습관'이라는
사실을 확신합니다.

- 10분의 스트레칭
- 바른 앉는 자세
- 걷는 방식 교정
- 골반 정렬 유지
- 스마트폰 사용하는 자세
- 무릎에 충격을 덜 주는 보행

이런 작은 행동이 하루에 1%씩 몸을 바꿉니다.
그리고 어느 순간 사람이 말합니다.

"어? 안 아프네?"
"어? 허리가 편하네?"
"어? 오래 걸어도 괜찮네?"
통증은 습관이 만든 것이고, 치유도 습관이 만드는 것입니다.

그러므로 누구나 변할 수 있습니다.

나이가 많은 사람도, 20년 동안 아팠던 사람도, 70, 80대의 어르신도 좋은 방향으로 바뀝니다.

제가 실제로 수천 명을 보면서 눈으로 확인한 사실입니다.

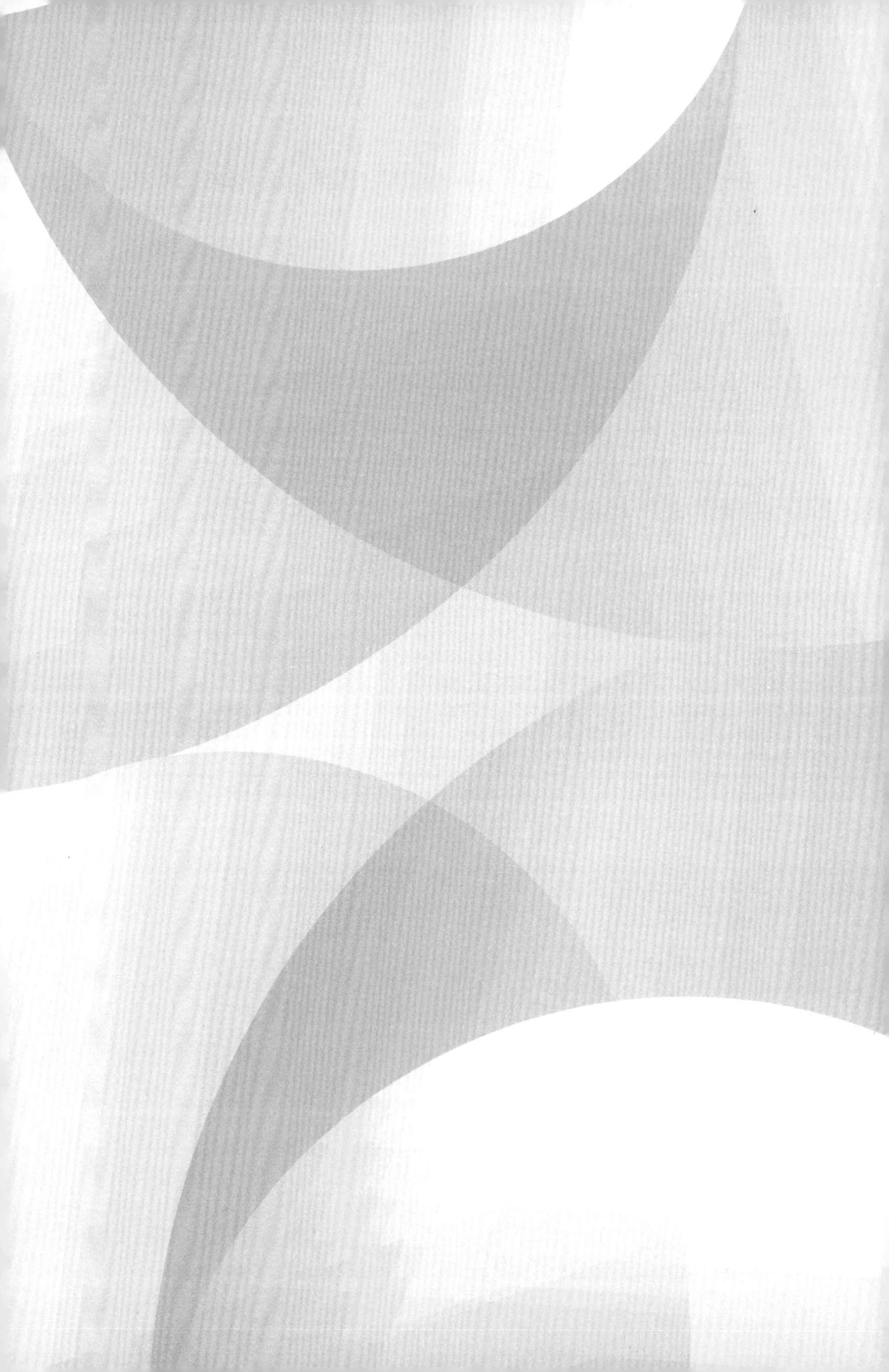

제2장

몸은 기억한다
- 내가 왜 이렇게 아픈가?

"몸은 우리가 살아온 방식 그대로 기억한다."

1. 통증은 '오늘' 생긴 것이 아니다

사람들은 통증이 갑자기 생겼다고 말합니다.

"어제부터 허리가 아파요."
"오늘 일어났더니 목이 안 돌아가요."
"갑자기 무릎이 욱신거려요."

하지만 통증은 갑자기 오지 않습니다.
통증이란 오랜 시간 동안 쌓여온 잘못된 습관의 결산서입니다.

오늘 아픈 것이 아니라 수년 동안 쌓여온 몸의 패턴이 한계점에 도달한 것입니다.

- 1년간의 거북목
- 3년간의 굽은 등(라운드숄더)
- 수십 년의 틀어진 골반
- 오랜 좌식 생활과 잘못된 보행

결국 어느 순간, "더 이상 못 버티겠다." 하고 통증이라는 신호를 보
내는 것입니다.

통증은 몸이 보내는 마지막 경고장입니다.
조용히 참아주던 몸이 드디어 말하는 것입니다.

2. 체형은 하루 만에 무너지지 않는다

체형은 서서히 무너집니다.
돌아가는 과정도 역시 서서히 입니다.

| 예시
- 스마트폰을 보는 고개 숙임
- 장시간 컴퓨터로 인한 굽은 등
- 다리를 꼬는 습관
- 바깥으로 벌어진 발
- 한쪽으로 쏠리는 골반
- 오래 앉는 생활
- 약한 엉덩이, 굳은 허리 주변 근육

이런 작은 행동들이 반복되며, 몸은 원래의 정렬에서 조금씩 벗어납니다.

그러다 결국 통증이 나타나는 것이죠.

<u>바른 움직임은 건강을 만들고, 잘못된 움직임은 통증을 만듭니다.</u>

그 차이는 아주 작아 보이지만, 오랜 시간에 걸쳐 엄청난 차이를 만
듭니다.

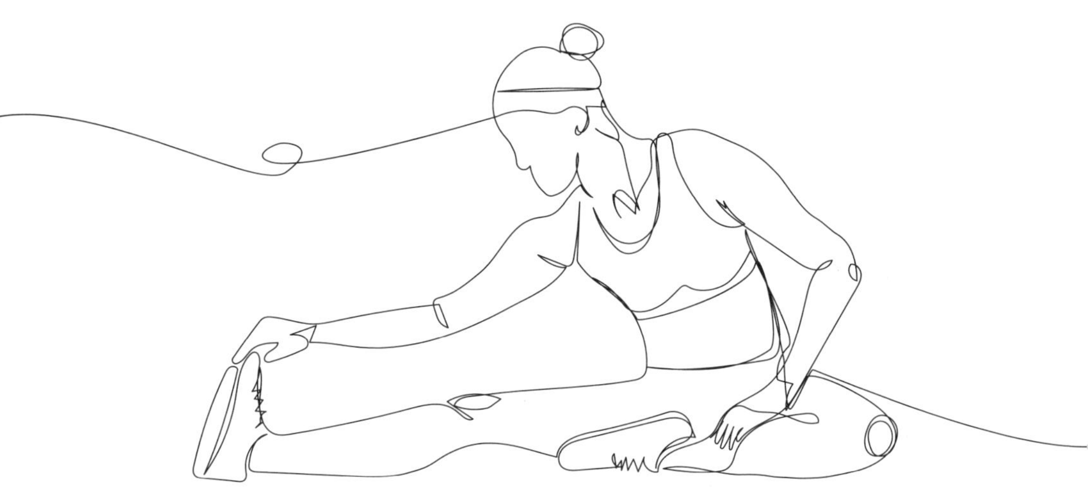

3. 목, 어깨 통증은 왜 이렇게 흔할까?

목, 어깨 통증이 유독 많은 이유는 단순합니다.

현대인은 '앞으로 숙인 자세'로 살아가기 때문입니다.

- 핸드폰
- 컴퓨터
- 운전
- TV
- 공부
- 요리
- 빨래
- 설거지

거의 모든 활동이 팔을 앞으로 뻗고 고개를 숙이는 동작입니다.

그 결과 발생하는 것
- 두부전방자세(Forward Head Posture)

- 거북목
- 라운드숄더
- 흉추의 굽음
- 견갑의 비정상적 움직임

이것이 모두 **목, 어깨 통증의 핵심 원인**입니다.

즉, 거북목 때문에 목이 아픈 것이 아니라 **등(흉추)과 날개뼈(견갑)의 움직임이 죽어서** 목이 과부하를 받는 것입니다.

그래서 목만 마사지하고 어깨만 스트레칭해도 **절대 근본 해결이 되지 않습니다.**

4. 허리 통증의 진짜 범인은 '골반'이다

제가 수년간 회원들을 보면서 얻은 결론은 매우 명확합니다.

허리 통증이 있는 사람의 70%는 골반 문제입니다.

허리는 사실 약한 구조입니다.
골반과 둔근, 복근이 허리를 보호해 주는 것이 정상입니다.

하지만 많은 사람들은 아래와 같은 증상을 보입니다.

- 골반 틀어짐
- 약한 엉덩이 근육
- 허리 주변 근육의 긴장
- 제대로 쓰지 못하는 복압

즉, 허리가 혼자 일을 떠맡고 있는 것입니다.

골반이 삐뚤어지면 그 위에 올라가는 척추 전체가 따라 삐뚤어지고,

척추가 틀어지면 디스크, 관절, 근육이 모두 위험해집니다.

그래서 병원에서 "허리에 문제가 있습니다."라고 말하지만, 의학적으로 보면 문제의 출발점은 골반입니다.

그래서 골반을 바로잡지 않으면 허리 통증은 절대로 재발을 멈추지 않습니다.

5. 무릎 통증은 '무릎 때문이 아니다'

무릎은 관절 중 가장 억울한 관절입니다.

왜냐하면 발목과 엉덩이가 제 역할을 못 하면 무릎이 대신 다 받아내기 때문입니다.

- 발목이 뻣뻣하면 무릎이 비틀립니다.
- 엉덩이가 약하면 무릎에 하중이 전부 실립니다.
- 골반이 틀어지면 양쪽 무릎의 각도가 달라집니다.

그래서 무릎이 아파도 무릎만 치료하면 낫지 않습니다.

원인 부위를 찾아서 해결해야 진짜 회복이 일어납니다.

6. 체중보다 더 중요한 것은 '체형'이다

많은 사람들이 통증을 체중 탓으로 돌립니다.

"살이 쪄서 무릎이 아픈가요?"
"허리가 아픈 건 체중 때문이겠죠?"

물론 체중이 영향을 줄 수는 있지만 실제로는 **체중보다 체형이 훨씬 큰 영향을 줍니다.**

똑같이 10kg이 쪄도 정렬이 무너지지 않은 사람은 통증이 없습니다.

정상 체중이어도 골반이 틀어지고 어깨가 말리면 통증이 생깁니다.

체중은 숫자지만, 체형은 삶의 패턴입니다.

7. 몸은 기억한다 – 좋은 습관도, 나쁜 습관도

몸은 반복되는 자극에 적응합니다.

- 나쁜 자세도 기억합니다.
- 잘못된 보행도 기억합니다.
- 틀어진 골반도 기억합니다.

하지만 다행인 사실은 **몸은 좋은 방향으로도 똑같이 적용**한다는 것
입니다.

꾸준히 스트레칭을 하면 근육은 긴장을 내려놓습니다.

골반을 바로잡는 동작을 반복하면 척추는 제자리를 찾습니다.

바른 보행을 연습하면 무릎 통증이 줄어듭니다.

몸은 우리가 준 자극을 그대로 반영하는 아주 정직한 도구입니다.

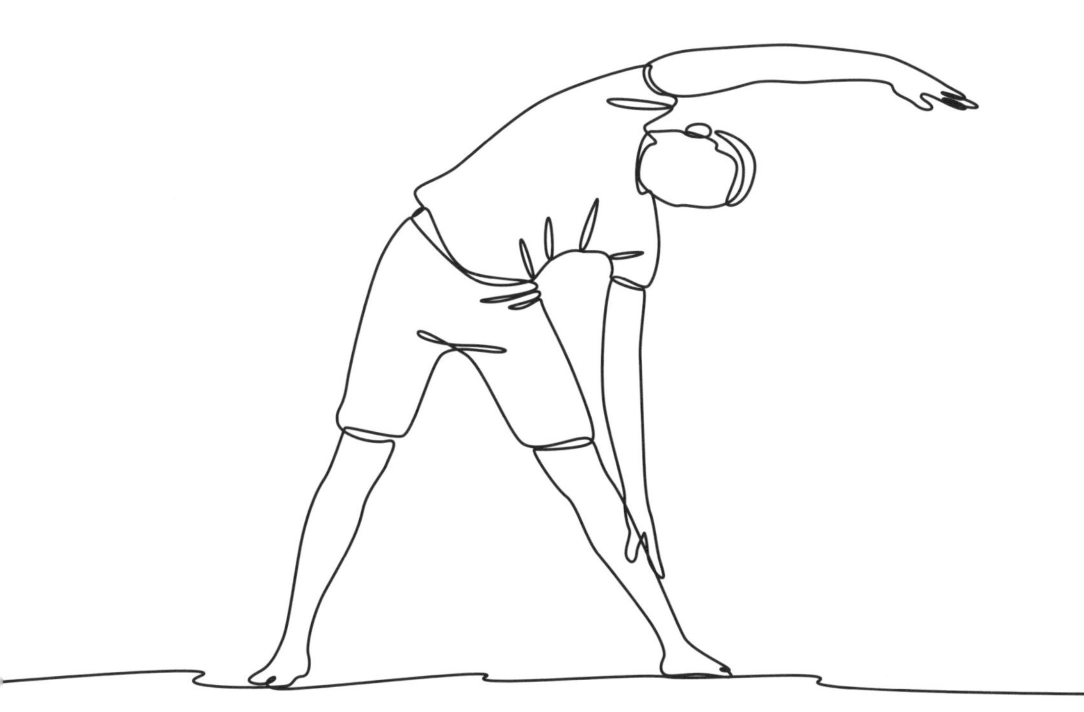

통증에서 벗어나기 위해 가장 먼저 알아야 할 것은 단순합니다.

몸은 '원칙'을 지키면 반드시 좋아진다.
통증 치료는 복잡한 기술보다 순서와 원리가 더 중요하다.

수천 명의 회원과 사람들을 보며 얻은 결론은 단 하나였습니다.

"통증 해결은 재능이 아니라 원리의 문제다."

이제 그 원리를 하나씩 알려드리겠습니다.

제3장

통증을 해결하는 3가지 원칙

"통증 해결에는 반드시 '순서'가 있다."

원칙 1. 정렬(Alignment)이 바로 서야 통증이 사라진다

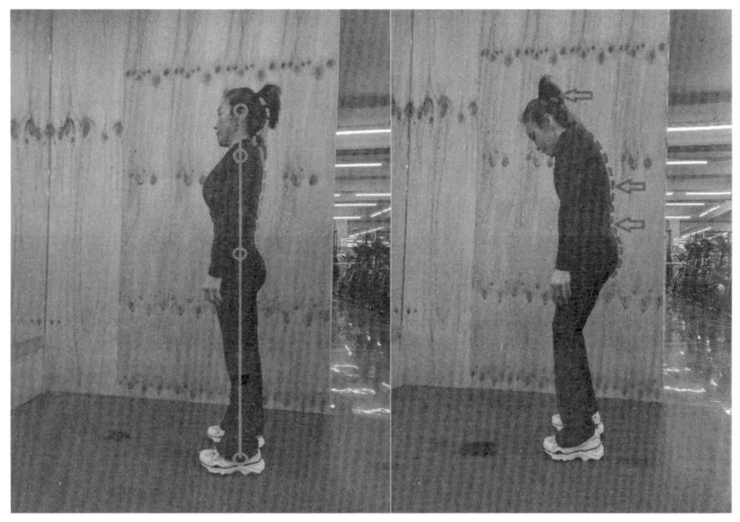

(바른 정렬)   (잘못된 정렬)

통증은 결국 정렬이 무너진 데서 시작됩니다.

1) 골반이 기울어지고

2) 척추가 틀어지고

3) 어깨가 말리고

4) 목이 앞으로 빠지고

이렇게 몸이 비뚤어진 상태에서 아무리 열심히 운동해도 통증은 절대 사라지지 않습니다.

정렬이란 무엇인가?

정렬은 의학적인 용어가 아닙니다.
더 쉬운 말로 하면 몸의 구조가 제 위치에 있는 상태입니다.

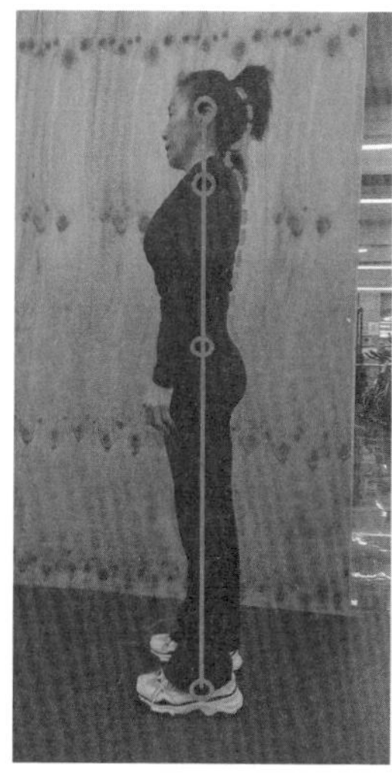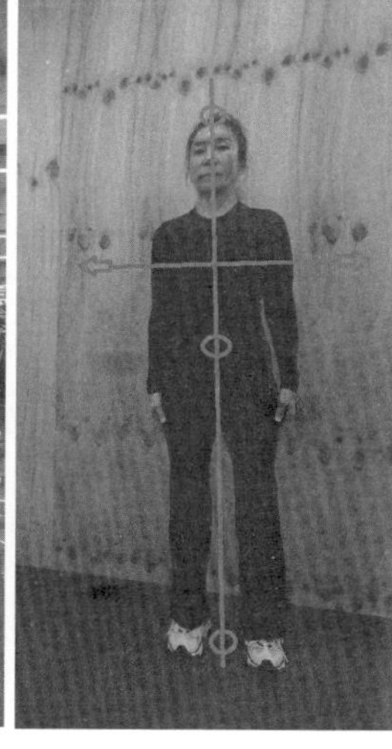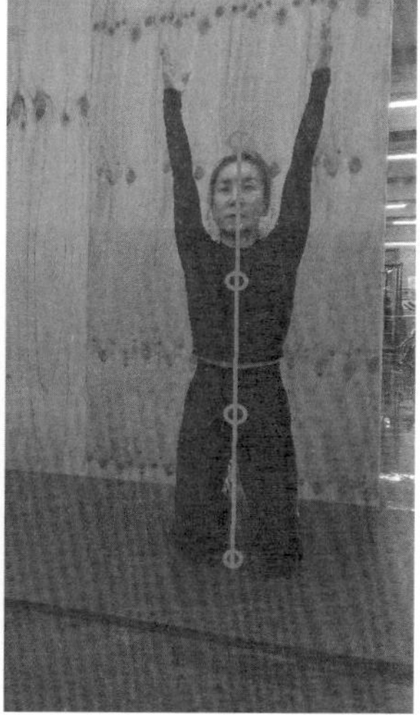

• 머리는 척추 위에

• 어깨는 갈비뼈 위에

• 골반은 수평을 유지하고

• 무릎과 발은 같은 방향으로 보는 것

이것이 바로 건강한 정렬입니다.

정렬이 깨지면 약한 부위가 과하게 사용되고 그 결과, 통증은
반복됩니다.

| 정렬이 무너지면 통증이 생기는 이유

• 불필요한 근육이 일을 한다

• 관절에 비틀림이 생긴다

• 디스크에 압력이 몰린다

• 한쪽만 과하게 쓰인다

그래서 통증 해결의 첫 번째 단계는 언제나 정렬부터 바로잡는
것입니다.

원칙 2. 이완 → 가동성 → 안정화
(통증 없는 몸을 만드는 황금 공식)

많은 사람들이 통증을 없애려고 무조건 운동을 '강하게' 합니다.
하지만 그 방식이 가장 위험합니다.

제가 수천 명을 보며 내린 결론은 이렇습니다.

"이완 없이 강화 운동을 하면 반드시 통증이 생긴다."

통증을 해결하는 순서는 언제나 같아야 합니다.

1) 이완(Release) - 굳은 근육을 먼저 풀어라

통증의 90%는 '필요 이상으로 긴장된 근육' 때문에 발생합니다.

- 뭉친 승모근
- 긴장된 햄스트링
- 굳은 엉덩이 근육

• 딱딱한 허리 주변 근육

• 풀리지 않는 가슴근육

이런 근육을 먼저 이완하지 않으면
바른 자세 자체가 만들어지지 않습니다.

이완은 단순한 스트레칭이 아닙니다.
근육에 보내는 '준비 신호'입니다.

2) 가동성(Mobility) – 움직임의 길을 열어라

몸은 어딘가 굳어 있을 때 통증이 생깁니다.

그래서 이완 다음에는
관절이 '제대로 움직일 수 있는 길'을 열어줘야 합니다.

| 예시

• 굽은 등(흉추)을 펴는 가동성

• 굳은 발목을 열어주는 가동성

• 골반의 회전, 기울임을 정상화하는 움직임

• 어깨가 뒤로 회전할 수 있는 가동성

이 가동성이 확보되면

몸은 통증이 없는 움직임을 할 준비가
완료됩니다.

3) 안정화(Stability) – 바른 자세를 지탱하는 힘 만들기

이제 마지막 단계입니다.

이완으로 긴장을 풀고 가동성으로 길을 열었다면, 이제 바르게
움직이게 유지할 수 있는 힘을 만들어야 합니다.

그게 안정화 운동입니다.

안정화는 근육을 크게 만드는 운동이 아니라, 올바른 정렬을
유지하는 근육을 깨워주는 운동입니다.

| 대표 사례
- 코어 안정화(복압 사용)
- 둔근 활성화
- 견갑 안정화
- 발목, 종아리 안정화

이런 근육들이 깨어날 때, 통증은 사라지고 몸은 제자리로 돌아옵
니다.

허리, 목, 무릎. 어떤 부위든 이 공식은 변하지 않습니다.

이 순서를 지키면 몸은 좋아지고 이 순서를 무시하면 통증은 반복됩니다.

원칙 3. 습관을 바꾸지 않으면 다시 아프게 된다

통증이 없어졌다고 끝이 아닙니다.
진짜 중요한 건 그다음입니다.

통증을 만든 생활 습관을 바꾸지 않으면
아무리 운동해도 무조건 다시 아픕니다.

| 예시
- 8시간 동안 구부정하게 앉는 직장인
- 하루 4시간 스마트폰 보는 사람
- 다리 꼬는 습관
- 하이힐, 쿠션 없는 신발 자주 신는 사람
- 골반을 한쪽으로만 실어 서는 사람

이런 습관을 그대로 두면 운동은 그저 일시적인 진통제에 불과합니다.

통증 없는 사람들의 '공통적인 습관'

제가 본 수많은 회원 중 통증이 사라지고 평생 건강을 유지하는 사람들은 다음의 3가지를 반드시 실천합니다.

1) 바른 앉는 자세 유지

2) 하루 10분 스트레칭

3) 바르게 걷기

이 세 가지만 해도 허리, 목, 무릎 대부분의 문제가 해결됩니다.

정리 – 통증 해결의 핵심 한 문장

통증은 정렬을 바로잡고, 올바른 운동 순서를 지키고, 좋은 습관을 만들면 반드시 사라진다.

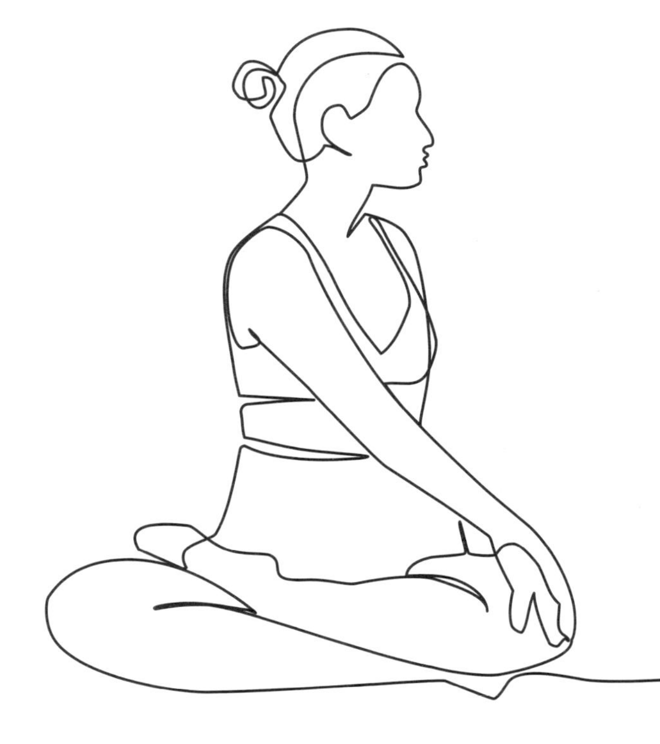

사람들이 가장 많이 하는 질문은 단순합니다.

"어떤 스트레칭을 하면 되나요?"
"무슨 운동을 해야 통증이 좋아지나요?"
"하루에 몇 분만 투자해도 효과가 있을까요?"

답은 명확합니다.

하루 10분이면 충분합니다.
단, 순서와 방법을 지켜야 합니다.

제4장

부위별 평생 통증 제로 루틴

"많이 하는 것이 아니라, 올바르게 하는 것이 통증을 없앤다."

1. 목, 어깨 통증 제로 루틴
(거북목, 라운더숄더, 승모근 뭉침 개선)

현대인 대부분이 이 루틴만 꾸준히 해도
목과 어깨 통증의 60% 이상이 사라집니다.

1) 등(흉추) 펴기 – '기지개 등 신전'

목이 아픈데 왜 등을 펴야 할까요?
바로 **흉추 움직임을 살리지 않으면 목은 절대 좋아지지 않기
때문입니다.**

| 방법

⑴ 양손을 머리 뒤로 가볍게 얹기

⑵ 숨을 코로 들이마시고, 가슴을 위로 들어 올리며, 등(흉추)
을 C자에서 I자로 만드는 느낌

⑶ 5초 유지 → 10회 반복

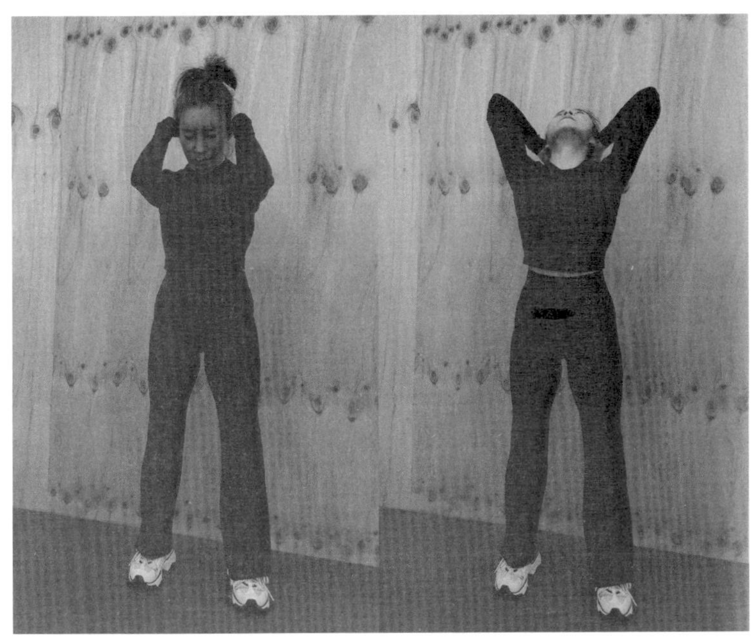

| 효과

- 굽은 등을 펴서 목, 어깨 부담 감소
- 라운드숄더 개선
- 거북목 원인 제거

| 주의 사항

- 가슴 열림
- 흉추만 펴진 모습(허리 과신전 X)

'허리'가 아니라 '등'을 편다

2) 가슴근육 이완 – '문틀 스트레칭'

가슴근육(대흉근)이 타이트하면 어깨는 앞으로 말리고 목이 뭉
칩니다.

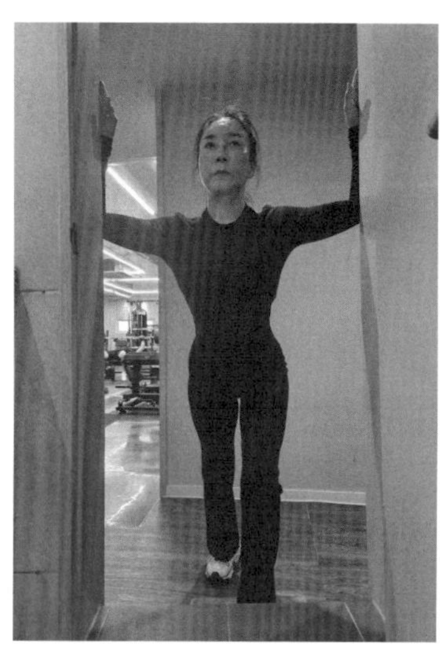

| 방법

(1) 문틀에 팔꿈치를 90도로 두
고 손을 벽에 대기
(2) 몸을 천천히 앞으로 기울이며
가슴이 늘어나는 느낌
(3) 20~30초 유지 × 총 3세트

| 효과

- 어깨 말림 교정
- 승모근 뭉침 감소
- 호흡 깊어짐 → 상체 긴장 완화

"말린 어깨를 풀어야 목이 편해진다."

3) 목 앞 근육(흉쇄유돌근) 이완 – '고개 45도 스트레치'

거북목의 핵심 원인 중 하나는 목 앞쪽 근육의 '짧아짐'입니다.

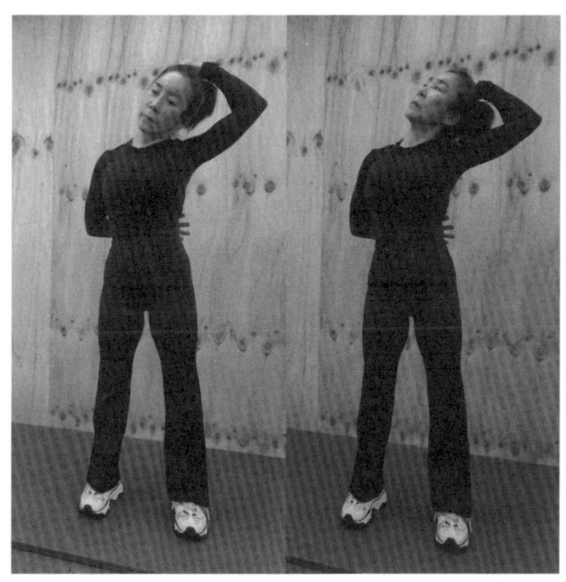

| 방법

(1) 고개를 45도 옆으로 돌린 후

(2) 천천히 뒤로 젖히기

(3) 목 앞선이 시원하게 늘어나도록 유지 (좌·우 15초 x 3회)

| 효과

- 거북목 완화

- 두통·어지럼증 감소

- 목 디스크 예방

- 손으로 세게 당기지 않음
- 턱 과하게 들리지 않게

"어지러우면 즉시 중단."

4) 견갑 안정화 – 어깨 뒤로 '당겨서 넣기'

목, 어깨 통증의 구조적 해답은 견갑 안정화입니다.

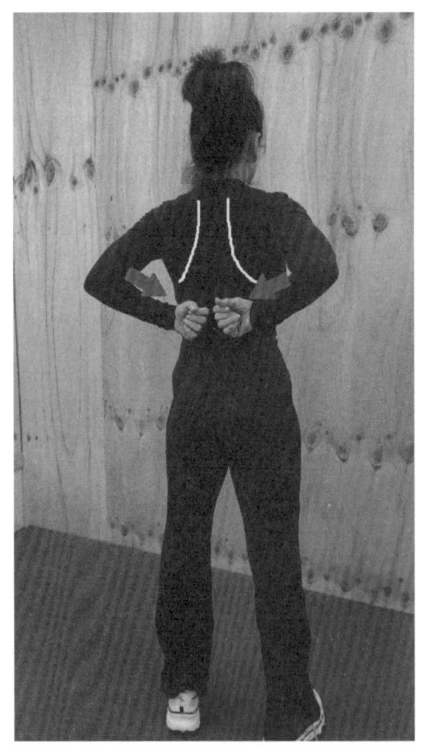

| 방법

(1) 등을 곧게 세우고

(2) 두 날개뼈를 살짝 안쪽,
아래쪽으로 당겨 넣기

(3) 5초 유지 → 10회 반복

| 효과

- 어깨 제자리 찾기
- 승모근 과사용 줄이기
- 상부, 하부 승모근 균형 회복

2. 허리, 골반 통증 제로 루틴
(허리디스크, 협착증, 골반 틀어짐 개선)

허리 통증은 대부분 골반, 둔근, 고관절만 잘 관리해도 해결됩니다.

1) 골반 중립 찾기 – '골반 전·후방 기울임'

허리 통증 있는 사람 대부분이 자신의 골반 위치를 모릅니다.

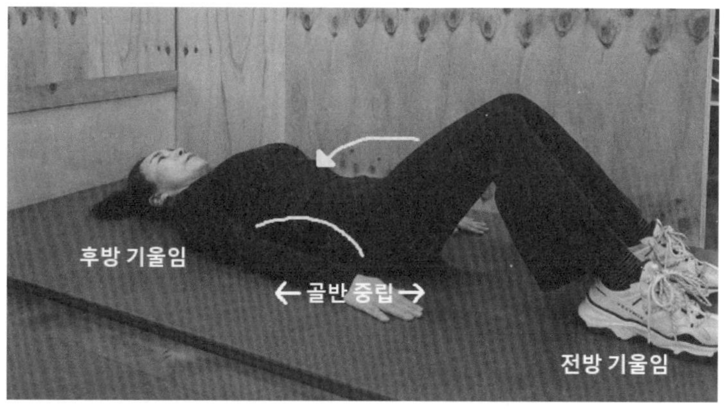

| 방법

   (1) 누워서 무릎 세우기

   (2) 골반을 '앞으로 살짝 기울이기' → 허리 공간 살짝 생김

   (3) 골반을 '뒤로 말아 넣기' → 허리 공간 없어짐

   (4) 두 동작의 중간 지점 찾기 = **중립 골반**

| 효과

- 허리에 불필요한 압력 감소
- 통증 유발 자세 교정
- 올바른 코어 사용 가능해짐

2) 엉덩이 근육 깨우기 - '글루트 브릿지'

엉덩이가 약하면 계속 아픕니다.
브릿지는 허리 통증 필수 운동입니다.

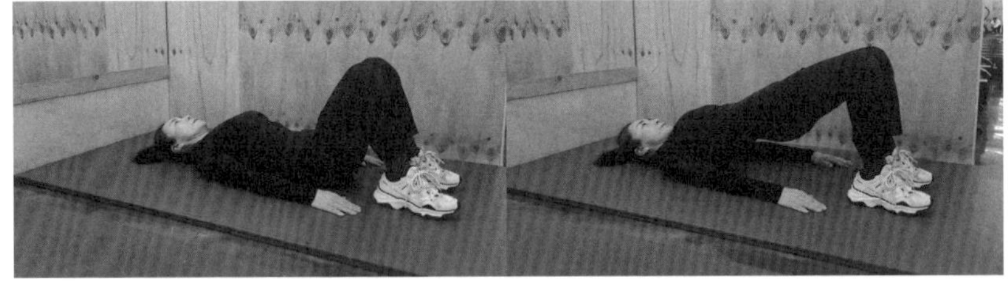

| 방법

   (1) 무릎 세우고 누운 상태에서

⑵ 엉덩이를 천천히 들어올리기

⑶ 올라간 지점에서 2초 정지

⑷ 15회 × 3세트

| 효과

- 허리 부담 감소
- 골반 정렬 안정화
- 다리, 허리, 골반의 힘 균형 회복

| 주의 사항

- 갈비뼈 들리지 않게
- 허리 꺾임 X

"허리는 고정, 힘은 엉덩이"

3) 고관절(엉덩이) 가동성 – 90/90 회전

허리 통증의 핵심은 '굳은 고관절'을 풀어주는 것입니다.

| 방법

⑴ 바닥에 앉아 양쪽 다리를 90도, 90도 모양으로 두기

⑵ 양쪽 엉덩이를 번갈아 회전하며 바닥에 닿게 만들기

⑶ 10회 × 2세트

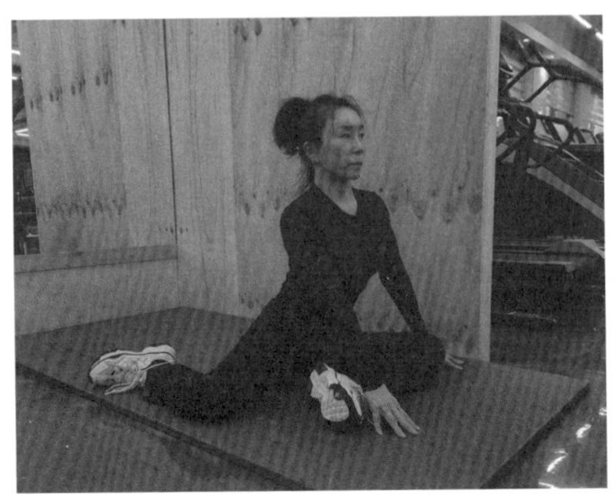

| 효과

- 척추, 골반 부담 감소
- 디스크, 협착증 재발 방지
- 뻣뻣한 고관절 움직임 회복

| 주의 사항

- 골반 들리지 않게
- 상체 흔들림 X

"허리 통증의 열쇠는 고관절이다."

4) 허리 안정화 – '데드버그'

허리는 강화보다 '안정화'가 먼저입니다.

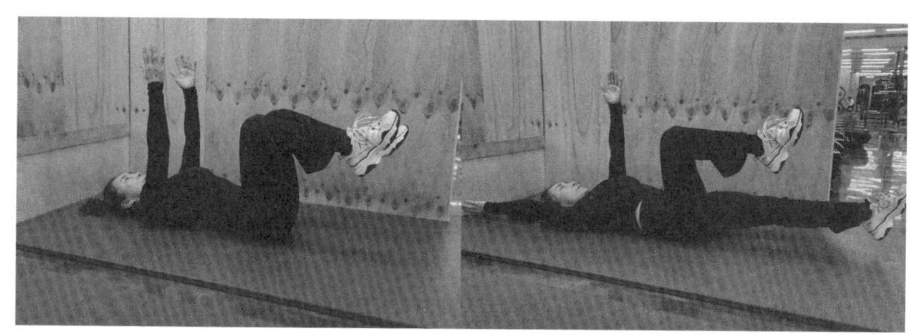

| 방법

(1) 누운 자세에서 팔·다리를 들어 올리고

(2) 오른팔왼다리 / 왼팔-오른다리 교차로 천천히 내리기

(3) 허리가 뜨지 않게 복부 긴장 유지

(4) 10~12회 × 2세트

| 효과

- 코어 강화
- 허리 흔들림 감소
- 올바른 복압 사용법 습득

"허리는 강화보다 안정이 먼저다."

3. 무릎, 발목 통증 제로 루틴
(무릎 통증, 연골 손상, 계단 통증 개선)

무릎 통증의 대부분은 발목과 엉덩이가 바르게 움직이지 않는 문제
입니다.

1) 발목 가동성 - '벽 밀기 발목 스트레치'

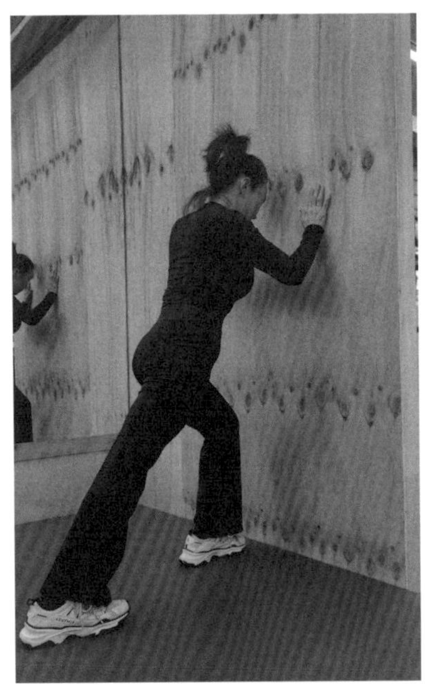

|방법

(1) 벽 앞에 서서 한 발을 벽 가
까이 두기

(2) 무릎을 벽 쪽으로 천천히 밀기

(3) 발뒤꿈치가 들리지 않는 범
위에서 10회 반복

|효과

· 걸을 때 무릎 충격 감소

· 무릎 비틀림 예방

· 오래 서 있어도 통증 완화

- 발뒤꿈치 고정
- 무릎 안·밖 흔들림 X

2) 종아리, 발바닥 이완 - '카프 릴리스'

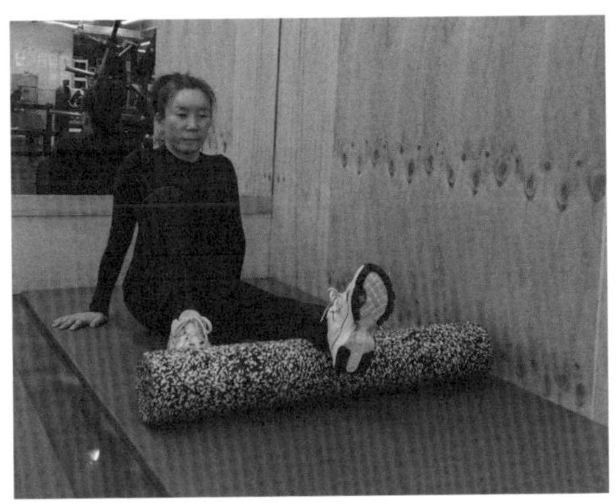

| 방법

- 폼롤러나 페트병 위에 종아리를 올리고 20~30초 굴리기
- 발바닥은 테니스공이나 콜라병으로 지압

| 효과

- 무릎 하중 감소
- 보행 패턴 정상화
- 발목 가동성 증가

3) 엉덩이-무릎 연결 강화 - '서서 사이드 레그 레이즈'

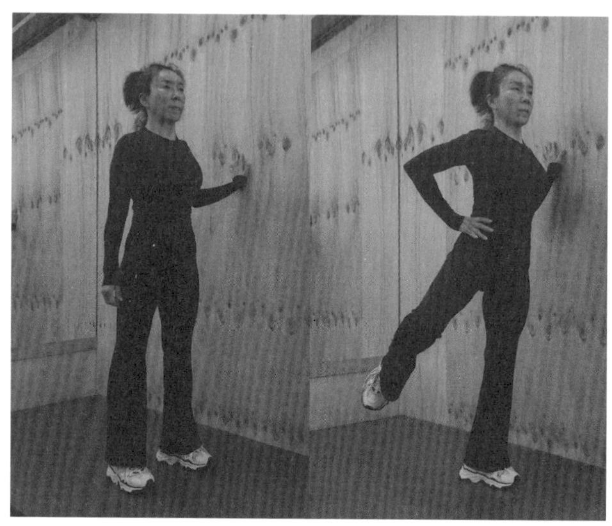

| 방법

⑴ 벽 잡고 옆으로 다리를 들어올리기

⑵ 골반 흔들림 없이 천천히 올렸다 내리기

⑶ 12~15회 × 2세트

| 효과

• 무릎의 '안, 밖 회전' 안정화

• 걸을 때 무릎 통증 감소

• O자, X자 다리 개선 도움

4) 하루 10분 '전신 통증 제로 루틴'(가장 추천하는 루틴)

1분 – 흉추 펴기

1분 – 가슴 스트레칭

1분 – 목 45도 스트레칭

2분 – 골반 중립 + 브릿지

2분 – 90/90 고관절 회전

2분 – 발목 스트레칭 + 종아리 이완

1분 – 데드버그

이 10분 루틴만 꾸준히 하면, 몸은 '정렬 → 통증감소 → 움직임 회복'이라는 흐름을 만들게 됩니다.

많은 사람들은 '운동만 잘하면 건강해진다.'라고 믿습니다.
하지만 저는 보디빌딩 선수로 수십 년을 살아오고, 의학을 공부하
며 확실하게 깨달았습니다.

운동만 잘해도 아플 수 있다.
운동만 열심히 하면 몸을 망가뜨릴 수 있다.
운동 자체보다 '어떻게 하느냐'가 훨씬 중요하다.

이 장에서는 제가 선수로서 경험한 진실과 의학을 공부하며 몸에
대해 다시 알게 된 사실들을 소개합니다.

제5장

운동만 하면 안 된다
– 의학박사가 보디빌딩에서 배운 것들

"근육이 많아도 아플 수 있다. 문제는 '사용법'이다."

1. 근육이 많다고 건강한 것은 아니다

보디빌딩 세계는 극도의 노력과 훈련이 필요한 것입니다.
근육 하나 만들기 위해 하루에 몇 시간을 투자하고, 음식 하나, 수
분 한 모금까지 계산합니다.

그런데 많은 선수가 결국 이렇게 말합니다.

"몸은 크지만, 아프다."
"근육은 있는데 허리가 약하다."
"뭔가 불균형하다."

왜 그럴까요?

근육은 단지 **힘**을 만들어주는 조직이지
정렬을 맞추고 **움직임의** 질을 만들어주는
조직은 아닙니다.

즉, 근육이 많아도 정렬이 틀어져 있으면 통증이 생기고,

근육이 단단해도 가동성이 없으면 부상이 생기며,

힘이 강해도 잘못된 패턴으로 움직이면 허리가 망가집니다.

저는 선수 시절, 이 사실을 뼈저리게 깨달았습니다.

2. '몸을 쓰는 방식'이 건강을 결정한다

운동은 단순히 '근육을 만드는 행위'가 아닙니다.
운동은 움직임을 교정하는 행위여야 합니다.

| 예시

- 스쿼트를 해도 골반이 틀어져 있으면 무릎이 아픕니다.
- 데드리프트를 해도 고관절이 굳어 있으면 허리가 망가집니다.

저는 선수로서 많은 무게를 들 수 있었지만, 어느 순간 허리 통증이
찾아왔습니다.

그리고 의학 공부를 하면서 알게 됐습니다.

"내가 무거운 중량을 들었기 때문이 아니라, 잘못된 방식으로 움직
였기 때문이었다."

운동의 목적은 선수 생활을 하지 않는 이상 근육은 적당하게 키우

면서 몸을 더 건강하게 만드는 것입니다.

그러기 위해서는 무조건 강하게 하는 것이 아니라 '바르게' 해야 합니다.

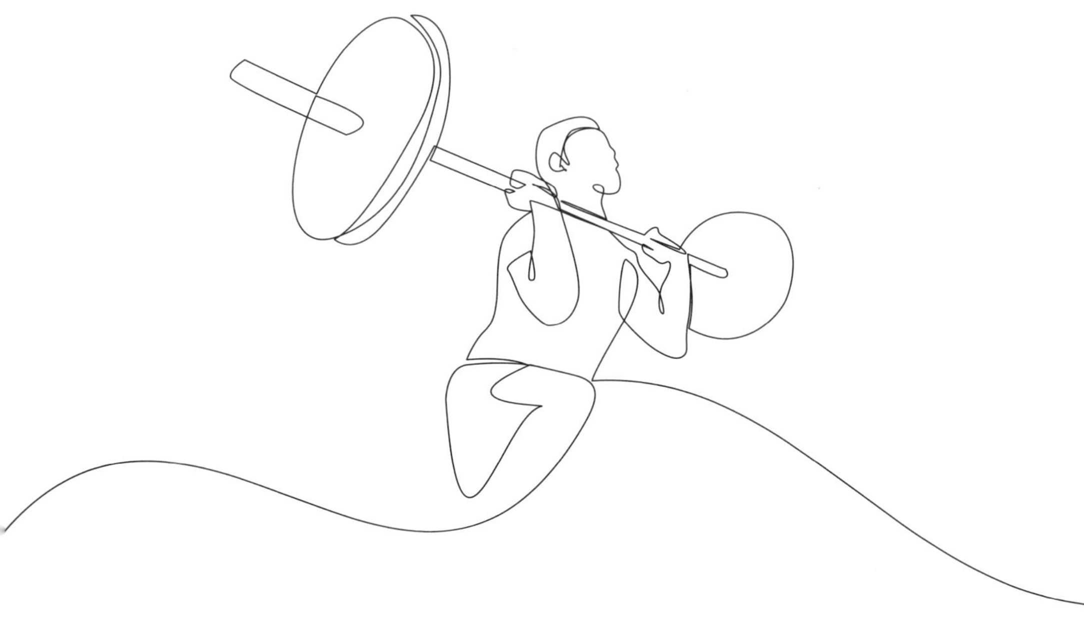

3. 보디빌딩이 가르쳐준 것
– 노력은 절대 배신하지 않는다

저는 20세에 보디빌딩을 시작하여 42세까지 선수 생활을 하며 현재 40년째 보디빌딩을 하고 있습니다.

나이보다 중요한 것은 **습관과 꾸준함**이라는 것을 배웠습니다.

이 경험은 지금 치료에도 그대로 적용됩니다.

통증에서 벗어난 사람들은 모두 공통적으로 '꾸준함'을 가지고 있습니다.

- 하루 10분 루틴을 빼먹지 않고
- 틀어진 자세를 의식적으로 바로잡으며
- 조금씩 바꾸지만 멈추지 않습니다.
- 운동이든 재활이든, 정답은 하나입니다.

꾸준히 움직이는 사람은 결국 건강해진다.

4. 의학이 가르쳐준 것
– 몸은 절대 거짓말하지 않는다

의학 공부를 하면서 저는 인간의 몸이 얼마나 정교하게 설계되어 있는지 알게 되었습니다.

- 한 근육이 굳으면 다른 근육이 과부하를 받고
- 한 관절이 막히면 다른 관절이 보상하며
- 정렬이 틀어지면 신경 압박까지 발생합니다.

그리고 놀라운 사실 하나.

몸은 우리가 가한 자극을 그대로 반영한다.

- 잘못 앉으면 통증이 온다.
- 바르게 움직이면 통증이 사라진다.
- 꾸준히 스트레칭하면 관절이 열린다.
- 대충 움직이면 몸도 대충 버틴다.

그래서 저는 말합니다.

"통증은 당신의 잘못이 아니다. 다만, 잘못된 습관의 결과일 뿐이다,"

잘못된 습관은 바꿀 수 있고 몸은 언제든 다시 좋아질 수 있습니다.

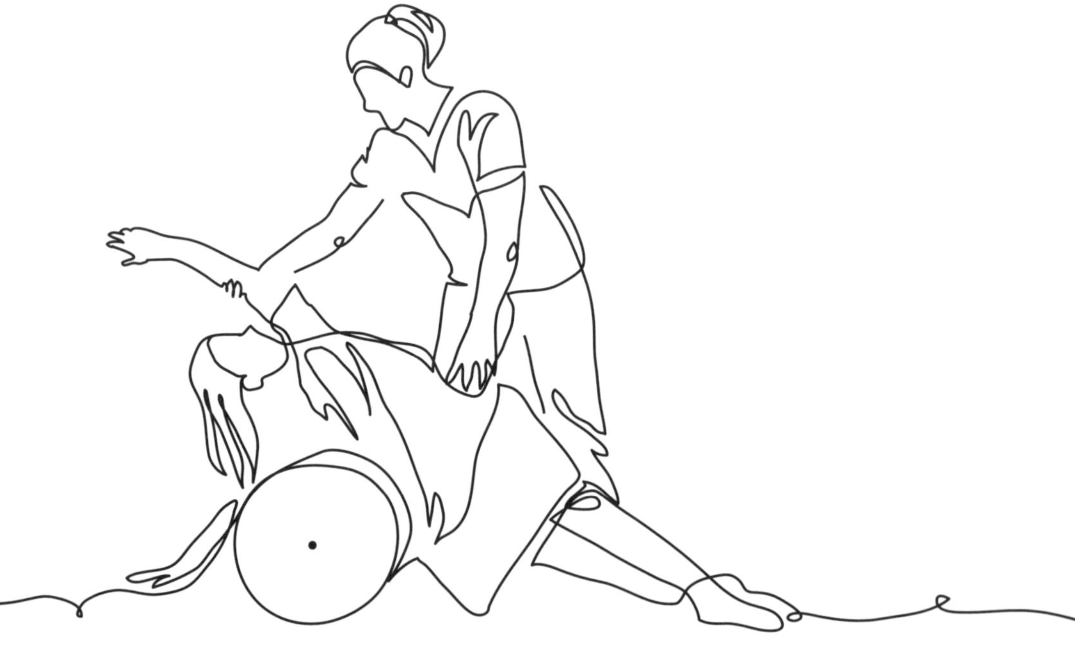

5. 운동과 의학이 만나는 지점 – '재활형 운동'

의학은 원인을 진단하고 운동은 원인을 바꿉니다.

재활형 운동(Rehad-based Training)

재활형 운동은
- 정렬을 바로잡고
- 움직임을 교정하며
- 통증을 만드는 패턴을 없애고
- 바른 움직임을 습관으로 만드는 운동입니다.

- 보디빌딩에서 배운 원칙
- 의학에서 배운 원리

이 두 가지가 합쳐진 것이 바로 제가 지금 하는 일입니다.

6. 운동만 해서는 안 되는 이유
– 진짜 해답은 '운동 + 사용' 습관

운동은 도구입니다.

하지만 운동만 하는 사람은 다시 아프고, 생활 속 습관까지 바꾸는 사람은 평생 건강합니다.

| 예시

- 운동은 잘하지만, 하루 6시간 구부정하게 앉아 있으면 → 허리가 다시 아픔
- 스트레칭은 해도 걷는 자세가 틀어지면 → 무릎 다시 아픔
- PT는 받지만, 스마트폰 고개 숙임이 심하면 → 목 다시 아픔

운동은 '치료'가 아니라 변화를 만드는 계기입니다.

그 계기가 일상적인 습관으로 이어질 때, 몸은 완전히 달라집니다.

정리 – 운동만 하는 시대는 끝났다

우리는 이제 이렇게 말해야 합니다.

"운동도, 의학도, 생활 습관도 모두 연결되어 있다."

근육만 키우는 시대는 지났습니다.

이제는
- 정렬을 바로잡고
- 움직임을 교정하고
- 통증을 없애고
- 평생 건강하게 사는

'통합적인 운동의 시대'입니다.

그리고 이것이 바로 제가 보디빌딩에서 시작해 의학에서 완성한 철학입니다.

7. 유배탁 운동

운동과 의학이 만났을 때, 통증의 끝이 보였다

운동이 나를 살렸고, 이제 나는 사람을 살리고 싶다.
나는 운동으로 몸을 만들었고 의학으로 이해했다.

하지만 통증 앞에서는 근육도, 지식도 충분하지 않았다.

그 답을 찾는 과정에서 하나의 운동 시스템이 만들어졌다.

1) 유배탁 운동이란?

유도, 배구, 탁구.
전혀 달라 보이는 세 가지 움직임을
'통증을 없애는 구조'로 다시 설계한 운동이다.

유배탁 운동은 유도, 배구, 탁구의 본능 반사

움직임을 의학적으로 재설계한 '뇌-신경-균형-반응 통합 교정 메서드'이다

| 사람이 원래 가지고 있던 능력 3가지

- 빠르게 반응하는 능력
- 균형을 잡는 능력
- 넘어지지 않는 본능

세 가지 능력 되살려서 통증이 다시 생길 수 없는 몸 구조로 재설계하는 운동이다.

유배탁 = 3대 인간 본능 복원 시스템
유: 유도 반사 - 골반, 중심 신경
배: 배구 반사 - 하지 안정
탁: 탁구 반사 - 뇌, 신경 반응

방송에서 검증된 운동

나는 방송 『엄지의 제왕』에 출연해 유배탁 운동이 콜레스테롤을 낮추는 운동이자, 근력 강화 운동임을 직접 설명했다.

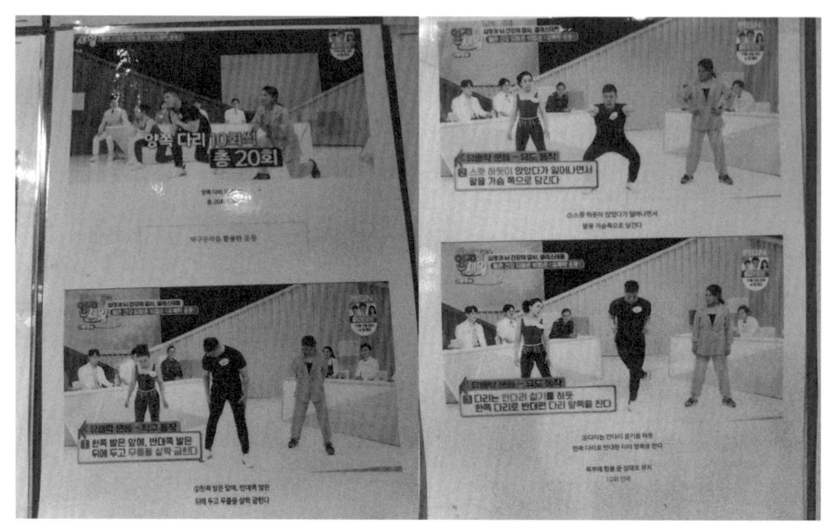

이 운동은 단순히 근육을 쓰는 운동이 아니다.

· 혈액 순환을 깨운다

· 전신 근육을 동시에 동원한다

· 관절을 보호한 상태에서 힘을 쓴다

그래서 **혈관, 근육, 정렬**이 동시에 좋아진다.

2) 왜 유배탁 운동은 콜레스테롤을 낮추는가?

콜레스테롤은 '먹어서'만 높아지지 않는다.

움직이지 않는 몸에서 쌓인다.

| **유배탁 운동의 핵심**

- 큰 근육
- 회전 동작
- 전신 연동

이 세 가지가 동시에 작동하는 것이다.

그래서
- 혈액 흐름이 빨라지고
- 지방 대사가 활성화되며
- 근육 사용량이 폭발적으로 늘어난다

결과적으로 <u>유산소 + 근력 + 순환 운동이 한 번에 이루어진다.</u>

3) 유배탁 운동의 의학적 핵심 구조

유배탁 운동은 '힘을 쓰기 전에 구조를 맞추는 운동'이다.

순서는 항상 같다.

<u>이완 → 가동성 → 안정화 → 전신 연결</u>

이 순서를 무시하면 운동은 독이 된다.

유배탁 운동은 이 순서를 절대 깨지 않는다.

4) 유배탁 운동 기본 4대 동작

(1) 스쿼트 & 안다리걸기 (유도 동작)

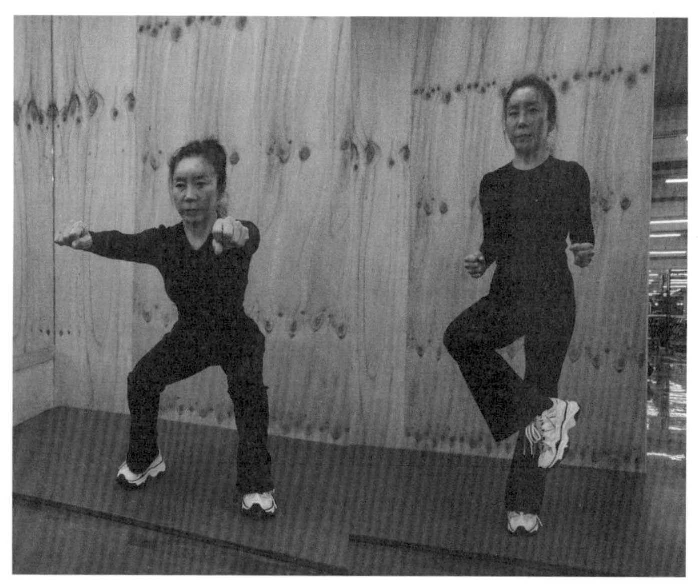

| 방법

양팔을 11자로 뻗은 상태에서 스쿼트하듯이 앉았다가 일
어나면서 한쪽 다리를 몸쪽으로 팔과 함께 당기면서 일어
난다.

오른쪽, 왼쪽 교대로 한 번씩. 12회 × 3세트 반복.

· 하체 근력 + 골반 안정

· 무릎 강화

· 하체 혈류 증가

· 통증 없는 하체 힘의 시작

(2) 런지 & 토스 (배구 동작)

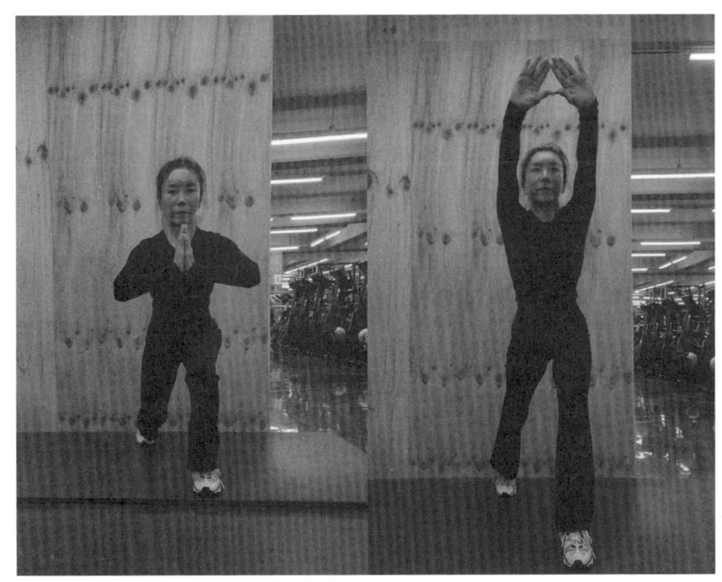

| 방법

① 런지 동작 하듯히 한쪽 발을 앞으로 90도 구부리고

② 뒤쪽 다리는 45도 구부린 상태에서 배구에서 토스

③ 하듯이 손을 모은 상태에서 위로 쭉 펴준다

④ 오른쪽, 왼쪽 12회 × 3세트 반복

- 한 발 지지 능력 강화
- 고관절 가동성 회복
- 코어 반사 활성화
- 걷기, 계단, 일상 동작이 편해진다.

(3) 트위스트 & 드라이브 (탁구 회전 동작)

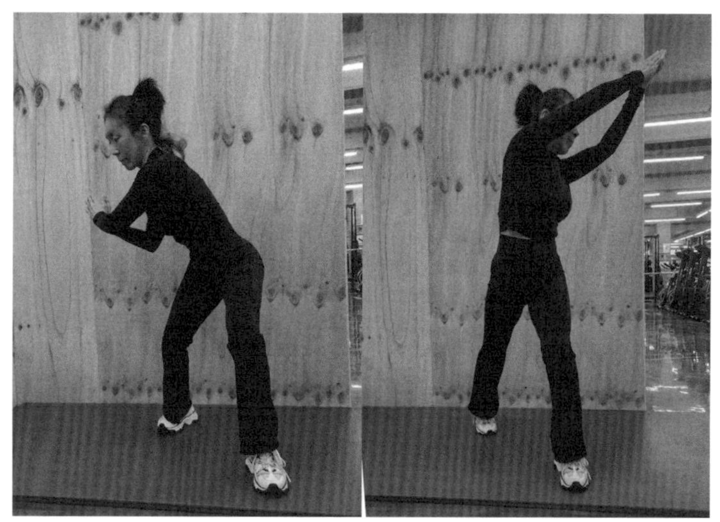

| 방법

앞쪽 무릎은 45도 구부리고 뒤쪽 발은 사선으로
한족장 간격으로 벌리고 앉았다가 옆으로 탁구에서
드라이브 하는 것처럼 두손을 모은 상태에서 옆으로
몸을 회전시킨다.
오른쪽, 왼쪽 12회 × 3세트 반복

- 척추 회전 회복
- 복부 깊은 근육 활성
- 허리 통증 감소

허리는 '버티는 곳'이 아니라 '움직이는 곳'이다

⑷ 전신 연동 패턴
- 위 동작을 연결
- 심박수 상승
- 근력 + 유산소 동시 자극

콜레스테롤 감소 + 체력 상승

하루 유배탁 운동 루틴

1. 스쿼트& 안다리 걸기 12회 × 3set
2. 런지 & 토스 오른발 12회 × 3set, 왼발 12회 × 3set
3. 트위스트 & 드라이브 오른쪽 12회 × 3set, 왼쪽 12회 × 3set
4. 전신 연동(1, 2, 3) 연속 운동

5) 유배탁 운동은 근력 운동이다

많은 사람들이 묻는다.

"이게 근력운동이 맞나요?"

나는 단호하게 말한다.

"진짜 근력운동이다."

- 기구 없이
- 관절을 보호하면서
- 일상에 바로 쓰이는 힘

이게 바로 평생 쓸 수 있는 근력이다.

통증이 사라지는 이유

유배탁 운동을 하면 아픈 곳을 '치료'하지 않는다.

대신 아플 수밖에 없던 구조를 없앤다.
그래서 통증은 조용히 사라진다.

통증 없는 몸은 운동과 의학이 함께 갈 때 완성된다.

"이 운동만 해도 당신 몸의 구조는 평생 바뀝니다."

유배탁 운동은 그 결론이다.

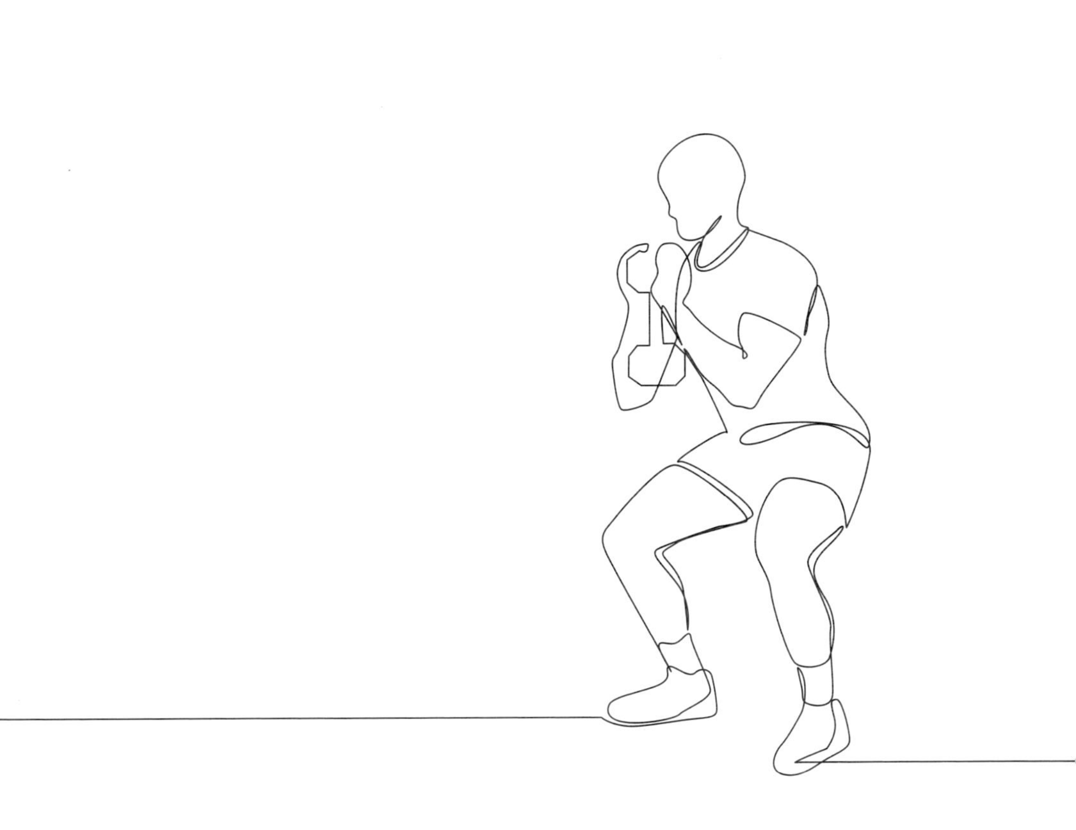

제6장

내 인생이 바뀐 순간
– 어린 시절부터 의학박사까지의 이야기

"넘어진 순간도, 다시 시작한 순간도 모두 몸이 알려준 길이었다."

1. 운동이 나를 선택한 어린 시절

나는 운동을 좋아한 것이 아니라, 운동이 나를 선택했다.

초등학교 4학년.
어떤 종목이든 하면 금방 배웠다.
달리기를 하면 선생님이 놀라고, 공을 던지면 친구들이 감탄했다.

육상, 배구, 탁구….
나는 몸이 움직이는 순간 가장 빛났다.

초등 4학년 시절에는 소년체전 800m 최종예선에서 2등을 하며, 함께 배구 선수도 하여 주장으로서 역할을 잘하였고 나의 꿈은 배구 선수가 되어 가슴에 태극기를 다는 거였다.
그때 선생님이 하신 말은 아직도 기억난다.

"너는 운동으로 큰 재목이 될 거다."

운동은 내 재능이었고,

내 즐거움이었고,

내 세상의 시작이었다.

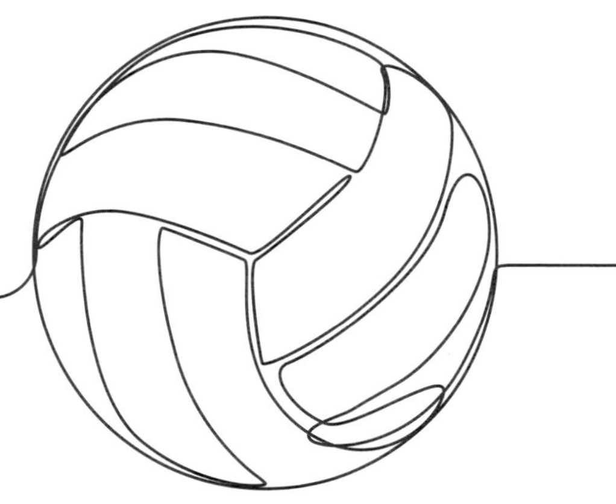

2. 그러나 현실은 나를 운동에서 멀어지게 했다

하지만 운동 재능만으로는 세상을 살아갈 수 없었다.

아버지가 초등 4학년 때 병환으로 돌아가시고 가정 형편은 좋지 않았다.

부산으로 전학을 한 뒤에도 체육 선생님은 나를 눈여겨봤지만, 나는 운동장보다 학교 마치면 집으로 바로 가 어머니가 생선 장사를 하였기에 생선 손질을 하는 게 먼저였다.

그렇게 운동의 불꽃은 서서히 꺼지는 듯했다.

3. 운동을 놓으니, 몸도 마음도 무너졌다

고등학교 시절.

운동을 하지 않자, 몸이 금방 변했다.

키 180cm에 몸무게는 60kg 너무 말라 꼬쟁이였다.

자신감은 서서히 무너졌다.

'나도 이렇게 변할 수 있구나'라는 실망감과 허무함.

내가 아닌 것 같은 몸을 보면서 나는 깊은 슬럼프에 빠졌다.

4. 다시, 운동이 나를 살렸다

20대 어느 날, 나는 결심했다.

"다시 시작하자. 운동밖에 없다."

지금 생각하면 그 결정이 내 인생을 바꾼 첫 번째 전환점이었다.

나는 보디빌딩(당시 육체미)을 시작했다.
잘할 수 있을까?
재능이 남아 있을까?

하지만 몸은 기억하고 있었다.
한 번 운동을 사랑했던 사람의 몸은 다시 움직이기 시작하면 바로
반응한다.

근육은 나를 배신하지 않았다.
운동은 나를 원래의 자리로 되돌려 놓았다.
그래서 지금까지도 보디빌더 몸을 유지하고 있다.

5. 운동으로는 해결되지 않는 것들을 보았다

대회와 센터 운영을 병행하면서
나는 한 가지 의문을 품기 시작했다.

왜 어떤 사람은 운동을 열심히 해도 계속 아플까?
왜 어떤 사람은 근육이 많은데도 허리가 나쁠까?
왜 어떤 사람은 도수치료, 물리치료, PT를 다 받아도 통증이 사라
지지 않을까?

그때부터 내 안에서 질문이 깊어졌다.

"운동만으로는 부족하다. 더 근본적인 뭔가가 필요하다."

그리고 나는 결정했다.

6. 50대, 다시 학생이 되다

K 대학교 보건대학원 운동처방학과 입학 2년을 운동처방이라는 공부를 하던 나를 보고 주변 사람들은 의아해했다.

"이 나이에 왜?"
"지금도 센터 운영 잘하면서 먹고살 수 있잖아."
"괜히 힘든 길을 왜 가?"

하지만 나는 확신했다.

"내가 진짜 사람을 살리려면 의학이 필요하다."

그래서 운동처방 석사를 졸업하고 다음 해에 K 대학교 의과대학원에 입학하여 많은 밤을 책과 씨름하며 보냈다. 낮에는 일하고 밤에는 논문 쓰며 공부했다.

형편도 넉넉하지 않았다.
학자금 대출을 받아 현재까지도 갚고 있다.

하지만 나는 지금도 허뭇하다.

그때 공부를 하지 않았다면 지금 내가 있을까 하고….

잠드는 시간보다 깨어 있는 시간이 더 많았다.

하지만 나는 멈추지 않았다.

그리고 마침내, 나는 **의학 박사**가 되었다.

박사 공부 도중 예상치 못한 일이 생겨 나는 잠시 딜레마에 빠졌다.

나를 지도하던 교수님이 유방암으로 논문 최종심 날.

하늘나라로….

이틀 전 나와의 카톡, "꼭 졸업 하세요."

이 말이 마지막 대화.

하늘이 무너지는 줄

2년 동안 꼬박 연구하고 한 나의 논문은 심사도 받지 못하고, 가방에….

다시 2년.

다른 원생들은 IRB 실험 승인을 못 받아 논문을 쓰지도 못하고 수료하고 졸업을 포기한 원생들도 많았다.

드디어 4년 만에 의학박사 졸업.

나는 교수님과의 약속을 지켰다.

나는 세상에 태어나서 제일 잘한 일.

첫 번째는

사랑하는 현재 나의 아내를 만난 것이고,

두 번째는

사랑하는 나의 아들을 얻은 것이고,

세 번째는

의학박사 졸업.

아내는 에어로빅 강사를 하던 중 허리를 다쳐 그만두고

보디빌딩을 시작하여

첫해에 2008년 미즈부산-49kg에서 1위,

미즈코리아 전국대회에서 2위 등 다수 입상하였고

아들은 고2 때 보디빌딩을 시작하여

고3 때 전국 대회에서 1위,

미스터부산 학생부 그랑프리,

미스터부산 일반부 그랑프리 입상 등 다수 대회 입상하였다.

우리는 몸짱가족으로 방송 출연도 다수 하곤 했다.

현재에도 같은 일에 종사하고 있다.

7. 그러나 인생은 또 넘어뜨렸다

박사가 되었다고 해서 모든 것이 순조로울 것이라 생각했다.

하지만 현실은 달랐다.

센터 운영은 쉽지 않았다.
무차별하게 주위에 여러 센터도 입점하고 건물주 문제로 갑작스럽
게 나오기도 했다.
이사와 폐업을 겪으며 내가 쌓아온 것들이 무너지는 느낌이었다.

"내가 틀린 걸까?"
"이 길이 맞는 것일까?"

수없이 흔들렸다.
하지만 쉬지 않았다.

왜냐하면 내가 포기하면 통증으로 고통받는 사람들을 다시 외면하
는 것이기 때문이다.

8. 그래서 나는 다시 일어섰다

그리고 지금, 나는 다시 무대 위에 서있다.

- 피트니스코리아 4개 지점 운영
- 리바디랩 스트레칭 센터
- 체형 교정 프로그램 개발
- 예방의학 재활교정 지도사 교육
- 유배탁 운동 개발
- 고신대학교 보건대학원 외래교수
- 실제 수천 명의 통증을 해결해 온 임상 경험
- KBS 아침마당 방송 출연
- MBN 엄지의 제왕
- TV 조선 질병의 법칙 등 다수 방송 출연

1) 어린 시절 운동 재능

2) 보디빌딩 선수

3) 폐업과 실패 개업 30회

4) 그리고 의학박사

이 모든 것이 지금의 나를 만들었다.
나는 이제 안다.
<u>내가 넘어졌던 이유는 더 많은 사람을 일으키기 위한 준비였다.</u>

9. 나는 이제 사람의 몸을 다시 살리는 일을 한다

나는 통증으로 고통받는 사람을 보면 과거의 내가 보인다.

- 의욕을 잃고
- 자신감을 잃고
- 몸 때문에 인생이 무너지는 사람들

그들에게 말해주고 싶다.

"당신의 몸은 다시 좋아질 수 있습니다."
"통증은 운명이 아니라 습관입니다."
"몸은 바르게 하면 바르게 돌아옵니다."

이 책을 쓰는 이유도 같다.

나는 단지 '운동하는 사람'이 아니라 누군가의 인생을 바꾸는 사람이 되고 싶다.

그것이

내가 다시 일어서고,

다시 공부하고,

다시 시작한 이유다.

통증으로 고통받는 사람은 모두 다르다.
하지만 통증에서 벗어난 사람은 모두 비슷하다.

나는 수천 명의 몸을 보면서 하나의 중요한 사실을 발견했다.

통증이 사라진 사람들은
'특별한 사람'이 아니라
'특별한 습관을 만든 사람'이다.

이 장에서는 실제로 내 앞에서 몸이 변하고, 인생이 변하고, 다시
걷고, 다시 일어서고, 다시 웃게 된 사람들의 이야기를 소개한다.

이 이야기들은 단순한 '치료 사례'가 아니라 사람이 어떻게 바뀌는
지에 대한 기록이다.

제7장

통증이 사라진 사람들의 공통점

"통증이 사라진 사람들은 특별한 사람이 아니다. 작은 습관을 꾸준히
지킨 사람들이다."

1. '허리 수술을 해야 한다던 30대 여성'
– 3개월 만에 통증이 사라지다

그녀는 병원에서 이렇게 들었다.

"4~5번 디스크가 많이 나왔습니다."
"수술도 생각해야 합니다."

30대 초반, 사회생활이 막 시작되는 중요한 시기.
그 말은 그녀에게 공포였다.

허리가 아파 오래 서 있지도 못했다.
사랑하는 자녀를 서서 안아 주지도 못했다.
재채기만 해도 허리에 통증이 왔다.
앉아 있으면 허리가 저렸다.
밤에는 통증 때문에 잠을 설쳤다.

삶의 질이 너무 떨어져 앞으로 남은 인생 어떻게 살지 하는 고민도
수없이 많이 하곤 했다.

그녀는 마지막이라는 생각으로 나를 찾아왔다.

나는 MRI보다 먼저 **골반과 고관절을 봤다.**
허리 통증의 범인은 대부분 골반이기 때문이다.

결과는 예상대로였다.

- 골반의 좌우 비대칭
- 둔근 기능 저하
- 장요근(허리 앞 근육)의 단축
- 무너진 복압 사용

나는 말해주었다.

"허리 수술이 필요한 건 아니에요. 허리가 아픈 게 아니라 **허리가 대신 일하고 있는 것일 뿐이에요.**"

그녀의 표정은 반신반의였다.
수술 얘기를 들었던 사람이라면 누구나 그렇다.

우리는 가장 기본적인 것부터 시작했다.

- 골반 중립 찾기
- 둔근 깨우기(브릿지, 힙힌지)

- 장요근 이완
- 복압 훈련
- 허리에 부담을 주지 않는 신전 앉기 자세

그리고 딱 **3개월**이 지났을 때, 그녀는 말했다.

"원장님, 저 허리가 안 아파요. 앉아서 일해도 괜찮고, 걸을 때도 편하고, 무엇보다… 아기를 안아 줄 수 있어 너무 행복하고, 수술 얘기 안 들어도 되는 게 너무 기쁩니다."

MRI에 나온 디스크는 그대로였을 것이다.
하지만 통증은 사라졌다.
왜냐하면 **원인이 해결되었기 때문**이다.

2. '70대 파킨슨 환자'
– 3년째 스스로 걷고 운전도 하고 건강하게 다니고 있다

그는 파킨슨 진단을 받은 뒤,
점점 걸음이 느려지고,
왼팔 떨림이 심해지고 말수가 줄어들고,
미소가 없고 표정이 굳어 있었다.

가족들은 그가 다시는 길게 걷지 못할까 봐 두려워했다.

교회 장로님 소개로 처음 왔을 때 그의 걸음은 작고 불안정했다.
몸은 앞으로 굽어 있었고, 얼굴에 미소가 없는 표정이 굳어 있었고,
발은 끌리듯 움직였다.

고령이었고 파킨슨이라는 질환도 있었기에 과한 운동은 위험했다.

우리는 딱 세 가지를 목표로 삼았다.

1) 균형 유지 기능 강화

2) 보행 패턴 유지 및 개선

3) 전신 근력 운동

그는 매번 훈련을 성실하게 따라왔다.

- 발목 가동성 열기
- 고관절 안정화
- 종아리, 햄스트링 이완
- 균형 훈련
- 짧은 보행 훈련 반복
- 주 3회 전신 근력 운동

그의 변화는 느리지만 꾸준했다.
그리고 지금, 그는 체중, 근육량이 3년째 변함없이 혼자 스스로 잘 걷고 운전도 잘하고 건강하게 다닌다.

그의 아내가 한 말이 기억난다.

"원장님, 남편이 다시 웃어요. 그리고 더 이상 나빠지지 않고 유지하면서 걸을 수 있다는 게… 우리 가족에게는 기적이에요."

이런 순간에 나는 다시 깨닫는다.

운동은 나이를 이긴다.
그리고 꾸준함은 질병마저 이긴다.

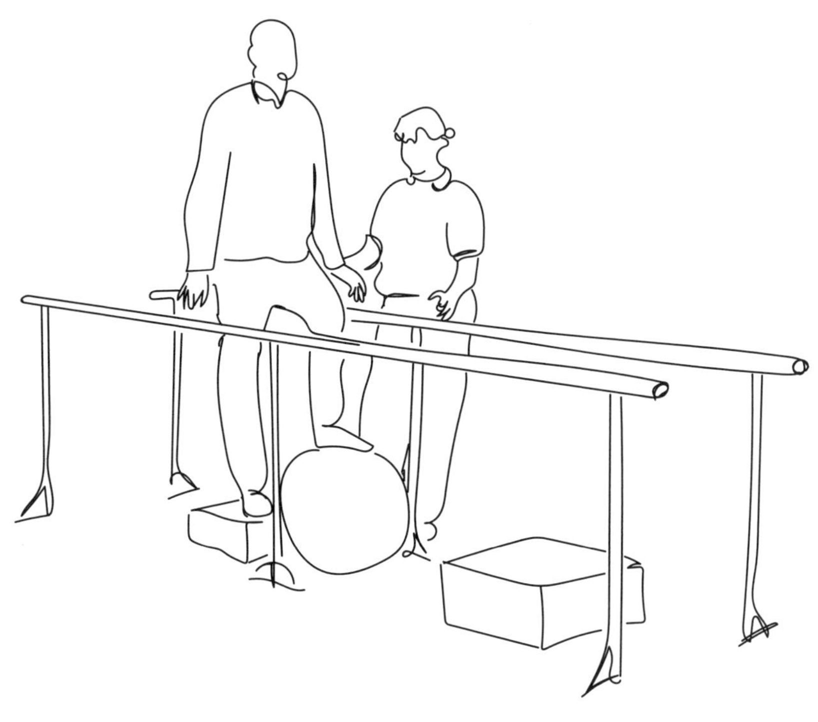

3. '70대 골반 골절로 걷지 못하던 꼬부랑 할머니'
– 1개월 만에 1분 보행 성공

70대 여성

골반 골절 후 회복은 되었지만

통증과 두려움 때문에 걷지 못하고 있었다.

걷지 못하면 더 약해지고,

약해지면 다시 넘어지고,

다시 넘어지면 뼈는 부러진다.

이 악순환을 끊어야 했다.

할머니는 내게 말했다.

"나는 이제 걷기는 글렀지?"

나는 단호하게 말했다.

"아닙니다. 다시 걸을 수 있습니다. 우린 '다시 걷는 몸'을 만들 겁니다."

무리하지 않고
가장 기초적인 움직임부터 시작했다.

- 침대에서 몸 일으키기
- 물병 잡고 팔 움직이기
- 엉덩이 가벼운 수축
- 의자에 앉았다 일어나기

작은 진전이 있을 때마다 할머니는 환하게 웃었다.

그리고 1개월 뒤,
우리는 조심스럽게 보행 훈련을 시작했다.

걷기 시작한 지 1분쯤 되었을 때,
할머니가 갑자기 울먹이는 목소리로 말했다.

"원장님…. 나 걷네…."

나는 다시 한번 깨달았다.

나이는 숫자일 뿐, 회복은 마음에서 시작되고 몸은 그걸 따라온다.

4. '60대 장어 배 선장님'
– 20년 목, 어깨 통증이 사라지다

그는 평생 바다에서 일한 사람이었다.

수십 년간 반복된 작업은 그의 몸을 굽게 만들고 목과 어깨에 깊은
통증을 남겼다.

그는 말했다.

"원장님, 움직이면 아프고 안 움직이면 더 아파요."

검사 결과

- 심한 거북목
- 굳은 흉추
- 견갑 비대칭
- 승모근 과긴장
- 가슴근육 단축

즉, 몸이 완전히 앞으로 쏟아져 있는 형태였다.

나는 선장님께 이렇게 말했다.

"선장님, 아픈 데만 보면 평생이 아픕니다. 몸 전체를 다시 세워야 합
니다."

그리고 본격적인 교정이 시작되었다.

- 흉추 펴기
- 가슴 스트레칭
- 견갑 안정화
- 고개 숙임 줄이는 생활 습관 교정
- 호흡 패턴 재교육

그는 성실했고 고집도 있었지만, 그 고집이 훈련에서는 강점이 되었다.

2개월 후, 그는 말했다.

"원장님… 나 목이 안 아파. 20년 만에 살 것 같네."

그의 변화는 단순한 통증 해결이 아니라 삶의 질 자체가 바뀌는 순
간이었다.

5. 통증이 사라진 사람들의 공통점은 단 하나다

수술 직전 환자, 노인, 파킨슨 환자, 선장님.

모두 다른 배경과 다른 문제를 갖고 있었지만, 통증에서 벗어난 사람들에게는 하나의 공통점이 있다.

자신의 몸을 '바르게' 사용하는 법을 배웠다는 것.
그리고 그 배운 것을 생활 속에 적용했다는 것.

그들은 특별한 사람이 아니다.
다만, 특별한 '선택'을 했을 뿐이다.

포기하지 않고 조금씩, 꾸준히, 바르게 바꾼 사람들.

누구나 할 수 있다.
당신도 할 수 있다.

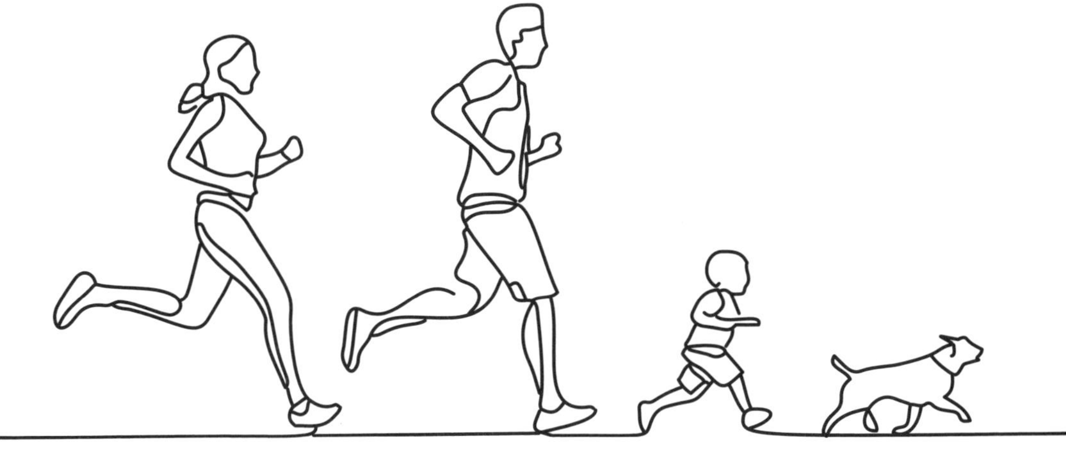

통증은 단순히 '치료의 문제'가 아니다.

통증은 습관의 문제이며, 습관이 바뀌면 평생 통증 없이 살 수 있다.

수천 명의 사람들을 보면서 확실히 알게 된, 사실은 통증이 사라진
사람들.

그리고 오래도록 건강한 사람들에겐 반드시 공통으로 실천하는 7
가지 습관이 있었다.

이 장은 그 7가지 습관을 매우 구체적으로 안내하는 챕터이다.

제8장

평생 통증 없이 사는 사람들의 습관

"평생 건강은 한 번의 결심이 아니라 매일 1%의 변화로 만들어진다."

1. '바르게 앉는 법'을 아는 사람은 허리가 아프지 않다

사람들은 하루에 평균 6~10시간을 앉아서 보낸다.

그렇다면 허리가 아픈 사람과 아프지 않은 사람의 차이는 운동량이 아니라 앉는 자세에 있다.

바르게 앉는 3단계

1) 골반을 뒤로 말지 않는다

대부분의 사람은 골반이 뒤로 말린 상태로 앉는다.

이 자세는 허리를 C자로 만들고 디스크를 압박한다.

2) 엉덩이뼈(좌골)로 의자를 누른다

좌골로 체중을 지탱하면 허리가 자동으로 세워진다.

3) 허리를 세우되 '힘을 주지 않는다'

과하게 힘을 주면 금방 무너진다.

'편하게 곧추선' 상태를 찾는 것이 핵심이다.

이 습관 하나만 익혀도 허리 통증의 49%는 줄어든다.

2. 스마트폰을 보는 자세가 거북목을 결정한다

스마트폰이 목 통증의 주범이라는 사실을 모르지 않는다.
그러나 어떻게 바꿔야 하는지는 잘 모른다.

스마트폰 자세 2원칙

1) 스마트폰 눈높이로 올린다

   목을 숙이지 않는 것이 핵심.

2) 사용 시간보다 '사용 당시 자세'가 중요하다

   30분을 숙여 보는 것보다 10분을 눈높이에서 보는 것이 100
   배 낫다.

   이 작은 습관 하나가 목 디스크를 예방한다.

3. 걷는 법을 바꾸면 무릎과 허리는 젊어진다

90% 이상의 사람은 자신이 '잘못 걷고 있다'는 것을 모른다.
걷기는 가장 기초적인 움직임이지만, 가장 많이 무너진 움직임이기
도 하다.

바르게 걷는 3가지 핵심

1) 발뒤꿈치 – 발전체 – 발가락 순으로 굴린다
   발을 '쿵' 하고 내리지 않는다.

2) 무릎이 안쪽, 바깥쪽으로 흔들리지 않게 한다
   이것만 지켜도 무릎 통증이 확 줄어든다.

3) 허리로 걷지 말고, 엉덩이로 걷는다
   발자국을 낼 때마다 엉덩이가 미세하게 수축하는 느낌을 준다.

   걷기가 바뀌면 허리, 골반, 무릎의 생체역학이 모두 바뀐다.

4. 하루 10분 루틴을 '평생 습관'으로 만든다

이 책에서 소개한 10분 루틴은 그 자체가 치료이자 예방이다.

하루 10분 루틴 구성

1) 흉추 펴기

2) 가슴, 목 이완

3) 골반 중립

4) 둔근 활성화

5) 고관절 회전

6) 발목 가동성

7) 코어 안정화

이 루틴은 통증을 없앨 뿐만 아니라 몸의 정렬을 '기본값'으로 만들기 때문에 시간이 갈수록 더 큰 효과를 준다.

하루 10분은 절대 적은 시간이 아니다.
10년 후, 당신의 몸을 바꿀 가장 강력한 투자다.

5. '근육이 아니라 움직임'을 강화하는 사람은 늙지 않는다

운동을 오래한 사람일수록 빠지는 함정이 있다.

'근육만 키우면 된다.'라는 생각.

그러나 진짜 중요한 것은 근육의 크기가 아니라 근육이 만들어내는 '움직임의 질'이다.

평생 통증 없이 사는 사람들은 이 3가지를 지킨다.

1) 가동성을 잃지 않는다.
   몸은 굳어지는 순간부터 늙기 시작한다.

2) 움직임의 패턴을 유지한다
   골반-척추-견갑의 연결이 무너지지 않게 한다.

3) 최소한의 근력은 항상 유지한다
   특히 엉덩이, 코어 등 상부 3대 안정화 근육.

6. 스트레스 관리가 곧 통증 관리이다

스트레스는 근육을 단단하게 만들고 근육의 긴장은 통증을 만든다.

평생 건강한 사람들은 스트레스를 몸으로 풀어낸다.

- 호흡
- 가벼운 스트레칭
- 가벼운 운동
- 산책
- 명상

몸은 마음을 담는 그릇이다.
마음이 굳으면 몸도 굳는다.
마음이 풀리면 몸도 풀린다.

7. 건강은 '한 번에 100%'가 아니라 '매일 1%'다

통증이 사라진 사람들의 마지막 공통점은 특별한 훈련이 아니다.

그들은 매일 1%씩 바꿨을 뿐이다.

- 앉는 자세 1%
- 걷는 방법 1%
- 스트레칭 1%
- 긴장 풀기 1%

이 작은 합이 모여 1년이면 365%,
5년이면 완전히 새로운 몸을 만든다.

작은 변화가 모여 큰 건강을 만든다.
그것이 평생 통증 없이 사는 법이다.

나는 앞으로 한국인의 통증을 없애고 싶다

"몸은 우리 편이다. 우리가 바르게 사용하기만 한다면."

나는 평생을 몸과 함께 살아왔다.
어린 시절 운동장 위에서 빛났던 순간도,
가난 때문에 운동을 놓아야 했던 시간도,
허약함으로 자신감을 잃었던 청소년기에도,
몸은 늘 나에게 말을 걸고 있었다.

그리고 20대, 보디빌딩을 시작하며 나는 다시 몸을 되찾았다.
그 과정에서 나는 알게 되었다.

몸은 배신하지 않는다는 사실을,
그리고 몸은 우리가 어떻게 살아왔는지를,
가장 솔직하게 보여준다는 사실을.

수많은 훈련과 노력.
그 모든 시간이 나에게 자신감을 주었다.
하지만 동시에 깨달았다.
근육이 많아도 아플 수 있다는 것을,

운동을 열심히 하는데도 망가질 수 있다는 것을.

그래서 나는 공부했다.
50대 나이에 다시 책상 앞에 앉아 의학을 배우기 시작했다.

과거의 내가 상상도 못했던 길이었다.
고단했고, 힘들었고, 포기하고 싶은 순간도 많았다.
하지만 나는 멈추지 않았다.

내가 정말 사람을 살리고 싶었기 때문이다.

의학박사가 되고,
센터를 운영하고,
폐업을 겪고,
수많은 사람들의 몸을 보면서,
나는 더 깊은 진실을 깨달았다.

통증은 질병이 아니라 습관이다.
그리고 습관은 누구나 바꿀 수 있다.
나는 통증으로 고통받는 사람들을 보며 예전의 내 모습을 본다.

- 허리 때문에 찡그리는 사람
- 목 때문에 고개를 돌리지 못하는 사람

- 무릎 때문에 걷기를 포기한 사람
- 통증 때문에 인생이 멈춰버린 사람들…

나는 그들에게 말해주고 싶다.

당신의 몸은 다시 좋아질 수 있습니다.
통증 없는 삶은 꿈이 아니라 가능합니다.

나는 그 확신을 수천 명의 몸을 통해 이미 확인했다.

그리고 이제, 나는 더 많은 사람에게 이 사실을 알려주고 싶다.

그래서 나는 피트니스코리아를 만들었고, 리바디랩을 세웠고,
예방의학 재활교정 지도사 과정을 만들었다.
운동, 의학, 재활을 하나로 연결하는 새로운 길을 열고 있다.
내가 넘어지고 다시 일어섰던 모든 순간은 지금 이 일을 위해 필
요한 과정이었다는 것을 나는 이제 안다.

나는 앞으로 한국인의 통증을 없애고 싶다

통증 때문에 삶이 멈추지 않도록.
통증 때문에 꿈을 포기하지 않도록.
통증 때문에 나이가 드는 것이 두렵지 않도록.

나는 사람들에게 알려주고 싶다.

"통증 없는 몸은 누구에게나 주어질 수 있는 권리입니다."
"습관을 바꾸는 순간, 인생도 함께 바뀝니다."
"몸이 바뀌면 마음이 바뀌고, 삶이 바뀝니다."

그리고 마지막으로 이렇게 말하고 싶다.

당신의 몸은 당신 편입니다.
당신이 올바르게 사용하기 시작하는 순간,
몸은 반드시 응답합니다.

이 책을 읽은 당신이 오늘 단 1%라도 더 바르게 움직인다면, 당신의 건강한 삶을 응원합니다.
당신의 통증 없는 내일을 기도합니다.

그리고 나는, 그 길을 함께 걷겠습니다.

국내 최초 보디빌더 선수 출신
의학박사 박 용 수

● 통증 자가 진단표

1) 목 통증 자가진단

이런 증상이 있다면 체크하세요

□ 고개를 돌릴 때 뻐근하다

□ 컴퓨터 후 두통이 있다

□ 팔이나 손으로 저림이 내려간다

□ 아침에 목이 굳어 있다

□ 거북목 자세가 심하다

통증 점수 체크 (1~10점)

점수	상태 설명
1~2	거의 불편함 없음
3~4	가끔 뻐근함
5~6	일상행활 불편
7~8	집중 어려움
9	수면 방해
10	매우 심한 통증

2) 어깨 통증 자가 진단

이런 증상이 있다면 체크하세요

□ 팔을 위로 들기 어렵다

□ 밤에 옆으로 누우면 아프다

□ 옷 입을 때 통증

□ 뒤로 손이 잘 안 돌아간다

□ 특정 각도에서 찌릿하다

통증 점수 체크 (1~10점)

점수	상태 설명
1~2	근육 피로 수준
3~4	특정 동작 불편
5~6	운동 제한
7~8	야간통
9~10	일상 기능 저하

3) 허리 통증 자가진단

이런 증상이 있다면 체크하세요

□ 오래 앉아있으면 아프다

□ 숙일 때 통증

□ 다리로 저림이 내려간다

□ 아침 기상 시 뻣뻣

□ 허리 힘이 약하다

통증 점수 체크 (1~10점)

점수	상태 설명
1~2	피로감
3~4	간헐적 통증
5~6	운동 시 통증
7~8	일상 제약
9~10	심한 요통 / 방사통

3) 무릎 통증 자가진단

이런 증상이 있다면 체크하세요

□ 계단 내려갈 때 통증

□ 오래 걷기 힘들다

□ 앉았다 일어날 때 소리 난다

□ 무릎에서 소리 난다

□ 붓거나 열감 있다

통증 점수 체크 (1~10점)

점수	상태 설명
1~2	약한 불편
3~4	활동 후 통증
5~6	운동 제한
7~8	일상 생활 어려움
9~10	심한 기능 저하

종합 해석 기준

총점 (4부위 합산)	해석
4~10	정상 범위
11~18	교정 필요
19~28	재활 프로그램 권장
29~40	정밀 평가 필요